U0274584

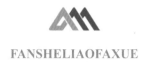

FANSHELIAOFAXUE

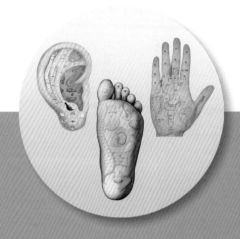

医疗保健康复行业实用系列教材

反 射 疗 法 学

主 编　成为品

民族出版社

医疗保健康复行业实用系列教材
《反射疗法学》编纂委员会

主　任　张海燕

主　编　成为品

编　写　张洪斌　蔡芸蔓　李艳娜

编　委　（按姓氏笔画为序）

王　虹　王　鑫　王春杰　王英利　田　伟

成　灵　成为品　成　严　刘亚利　许亚平

张　琳　张振宇　张海燕　张家瑞　张明东

张洪斌　李　婧　李艳娜　吴月明　余佩臻

林毅青　周正坤　赵　月　徐俊峰　倪静峰

蔡芸蔓

主　审　董福慧　成　灵

审　稿　高　云　王征美

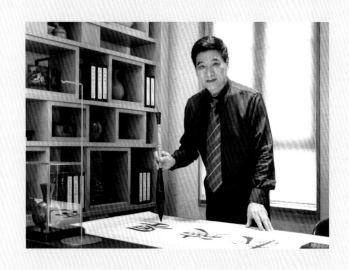

成为品 主任医师

　　1964 年 1 月入伍，先后就读并毕业于济南军区卫生学校、中国人民解放军第四军医大学（今中国人民解放军空军军医大学）、中国人民解放军后勤学院。曾任部队军医、后勤学院教员、北京按摩医院院长、中国残疾人就业服务指导中心副主任、中国盲人按摩指导中心副主任、东亚太平洋地区盲人按摩学会秘书长。现任国家职业技能鉴定专家委员会委员、保健按摩专业委员会副主任、国家职业技能鉴定所所长、中国民族医药学会保健按摩分会会长、中国民族医药学会芳香医药分会技术顾问。

　　代表中国残疾人联合会参与起草制定全国盲人医疗按摩和盲人保健按摩培训、就业和晋升问题的相关法规性文件，主持编写、出版《正常人体解剖学》《内科按摩学》《伤科按摩学》《妇科按摩学》《儿科按摩学》《医古文》《中医基础理论》《中医诊断学》等 25 门按摩中专教材，《触诊诊断学》《按摩学基础》《伤科按摩学》《妇科按摩学》《儿科按摩学》等 5 门盲人按摩专科和本科教材，《康复理疗培训教程》《实用按摩学手册》等，研制发明的专供盲人按摩教学用的"电脑经络人""盲人按摩职业培训系统研究"获得国家科技二等奖，对我国盲人按摩事业的发展和残疾人，特别是盲人就业做出了不可磨灭的贡献，是我国盲人按摩事业发展的奠基人。

受国家人力资源和社会保障部委托，主持制定、编写《保健按摩师国家职业标准》《保健按摩师国家职业资格培训教程》《芳香保健师国家职业标准》《芳香保健师国家职业资格培训教程》，参与组建保健按摩师、芳香保健师国家职业技能鉴定考试题库，对我国保健按摩事业起到了积极的推动作用，是我国保健按摩事业发展的领头人。

1998年起，曾多次到中国香港、台湾等地，开展关于中医按摩的讲学与交流，曾多次代表中国中医按摩界应邀访问美国、德国、意大利、波兰、日本、泰国、菲律宾、马来西亚等国家，开展关于中医按摩的讲学与交流，受到广泛好评，对世界推拿按摩事业的发展做出了卓越贡献。

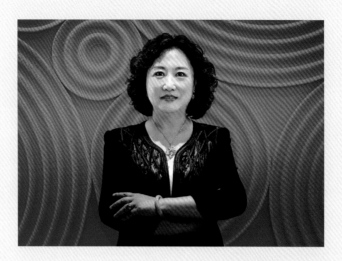

张海燕 校长

1985 年 10 月参加工作，致力于职业教育工作三十余年。现任国家职业技能鉴定专家委员会委员、保健按摩专业委员会秘书长、国家人力资源和社会保障部认定的国家职业技能芳香保健师和保健按摩师考试的命题专家、中国民族医药学会芳香医药分会执行会长、北京成人按摩职业技能培训学校校长。

1998 年在国家劳动部（今国家人力资源和社会保障部）、中国残疾人联合会领导的关怀和指导下，成立了北京成人按摩职业技能培训学校，并被认定为"全国盲人按摩骨干、师资"和"全国保健按摩师考评员"培训、鉴定、考核基地。多年来，为国内外培养了十余万名保健按摩骨干、师资、考评员和保健按摩从业人员。连续十几年被北京市人力资源和社会保障局评为先进教师，并获得北京市政府特殊津贴奖。

受国家人力资源和社会保障部职业技能鉴定中心委托，组织国内知名专家制定、编写《保健按摩师国家职业标准》《保健按摩师国家职业资格培训教程》《芳香保健师国家职业标准》《芳香保健师国家职业资格培训教程》，参与组建保健按摩师、芳香保健师国家职业技能鉴定考试题库，为加速我国保健按摩事业的发展做出了突出贡献。

前　言

习近平总书记指出，中医药学是中国古代科学的瑰宝，也是打开中华文明宝库的钥匙。中医按摩是中华民族独特的医疗、保健方法，是我国传统医学的组成部分，不仅为人民健康事业做出了巨大贡献，而且对弘扬民族文化、推动人类医学的发展起了积极的作用。随着人们物质生活、精神生活水平的普遍提高，人们的医疗保健意识日益增强，"预防为主、全民健身"已成为普遍共识和自觉行为。寻求无损伤、无副作用的祛病健身、延年益寿的方法，已是当今国内外人们的共同心愿。我国的传统医学，尤其是按摩医术，越来越受到世界各国人民的认可和重视。目前，在我国乃至世界，医疗保健按摩市场广阔、前景远大，正面临着新的发展机遇。为适应国内外对按摩的需求，满足广大中医按摩培训机构和爱好者，实现其为人类健康服务的愿望，由成为品教授和北京市成人按摩职业技能培训学校校长张海燕组织相关专家，参照国家保健按摩师职业标准，编写了《医疗保健康复行业实用系列教材》，旨在供全国各地中医按摩职业培训和按摩爱好者使用。

本套教材包括11门专业课程教材，分别是《按摩学基础》《实用正常人体学》《中医学基础》《经络腧穴学》《实用康复理疗学》《中医按摩学》《妇儿科按摩学》《脏腑经络按摩学》《反射疗法学》《芳香疗法学》《推拿治疗学》。其中，《按摩学基础》是中医按摩专业基础课程，是按摩专业的必修课；《实用正常人体学》主要讲述正常人体结构和生理功能知识；《中医学基础》主要讲述中医基础理论和常用诊法；《经络腧穴学》主要讲述十四经脉和常用腧穴知识；《实用康复理疗学》以康复、保健专业技术人员为对象，主要讲述传统康复理疗技术和现代康复理疗技术；《中医按摩学》主要讲述各级别的按摩技能和专家临床特色疗法；《妇儿科按摩学》主要讲述妇女和幼儿的生理病理特点、常用按摩手法和穴位，以及妇女和幼儿常见病按摩治疗方法；《脏腑经络按摩学》主要讲述脏腑概论、经络概论、腹诊、腹部按摩手法以及脏腑按摩治疗常见病；《反射疗法学》主要讲述手部、足部诊断，耳部反射按摩疗法；《芳香疗法学》主要讲述芳香植物概念、精油的基本知识、精油按摩操作方法以及芳香疗法的应用；《推拿治疗学》主要讲述临床常见疾病的检查诊断方法以及治疗手法。

本套教材在保证内容科学性、系统性的前提下，注重了内容的广度、深度和实用，更着重于按摩临床实践的需要，在中医基础理论中加入诊法，改名为《中医学基础》。同时，还将保健按摩师初级、中级、高级、技师、高级技师五个级别调整为初级技师、高级技师、技师三个级别，并编入专家临床特色疗法，命名为《中医按摩学》，既体现按摩的传统特色，又结合按摩的现代原理和研究成果，还增写了多位专家、教授的临床经验，使教材通俗易懂，深浅适当，既适合教学，又适合按摩爱好者自学。

本套教材在编写过程中得到中国中医研究院望京医院、北京联合大学特教学院、北京新中一教育集团领导的大力支持，在此表示衷心感谢。

教材是培养专业人才和传授知识的重要工具，教材质量的高低直接影响到人才的培养。由于本套教材有些科目是首次编写，难免存在不足之处，衷心希望各位按摩教学人员和广大读者在使用中斧正，并提出宝贵意见，以便今后进一步修订、完善教材，使之成为更具科学性、实用性的医疗保健康复行业系列教材。

北京成人按摩职业技能培训学校编纂委员会

2017 年 6 月 8 日

编写说明

　　反射疗法学是一门研究反射过程的理论与实际联系的学科，是一门补充医学。它继承和发扬了我国传统医学的自然疗法和自然保健法。反射疗法学也是一门新的学科，它以全息医学基础理论和传统中医基础理论为指导，在人体特定部位反射区进行按摩手法操作，从而达到防病治病、康复保健、养生的目的。

　　反射疗法具有简便、易行、安全、经济、效果显著等优点，深受人们亲睐，现已被国内外许多医疗、保健、康复、养生机构企业和学校正式纳入服务项目和培训课程。

　　我校根据近二十年的教学和临床实践，结合当今人们对医疗、保健、养生的需求，编著了《反射疗法学》一书，旨在进一步提高教学质量，培养更多从事医疗保健行业的合格人才，以便更好地为人们的健康服务，以满足社会需求。

　　本书共分三篇七章。上篇是耳部反射疗法，包括第一章耳穴基础知识，涉及耳郭表面解剖及耳郭的组织结构、耳穴疗法的理论基础、耳穴的分布规律、国际耳穴的定位及运用；第二章耳穴诊断；第三章耳穴治疗，涉及耳穴操作技术、常见病及美容的耳穴应用、耳穴疗法施术注意事项及异常情况处理。

　　中篇是足部反射疗法，包括第四章足部反射区按摩，涉及足部按摩概述、足部反射区按摩基本手法、足部反射区概要、足部反射区按摩操作程序。

　　下篇是手诊，包括第五章观手掌知健康，涉及手上的奥秘、观手指探五脏、观手纹知健康、常见病的异常手纹；第六章常见病的手纹特征，涉及心血管系统常见病手纹特征、消化系统常见病手纹特征；第七章手部脏腑反射区按摩，涉及按摩前准备、手部脏腑反射区异常症候群及按摩。

　　本书由于篇幅和时间有限，所以仅对耳部反射区、足部反射区和手纹及反射区进行简要阐述，以供教学和自学者参考。

编者

2017 年 7 月

目　录

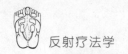

下篇　手诊

上篇

耳部反射疗法

第一章　耳穴基础知识

第一节　耳郭表面解剖及耳郭的组织结构

一、耳郭的表面解剖

耳郭分为耳郭正面和耳郭背面。耳郭正面是指耳郭的前外侧面（见图 1-1）；耳郭的背面是指耳郭的后内侧面，也称耳背（见图 1-2）。

前方：指耳郭近面颊的一侧，见图 1-1、图 1-2。

后方：指耳郭近乳突的一侧，见图 1-1、图 1-2。

上方：指耳郭近头顶的一侧，见图 1-1、图 1-2。

下方：指耳郭近肩部的一侧，见图 1-1、图 1-2。

内侧：指耳郭近正中矢状面的一侧，见图 1-1。

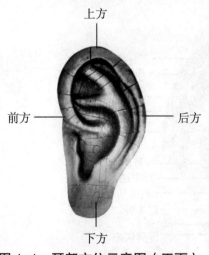

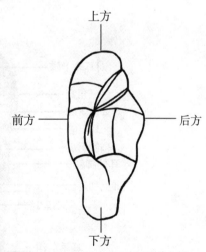

图 1-1　耳郭方位示意图（正面）　　图 1-2　耳郭方位示意图（背面）

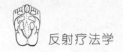

（一）耳郭正面的表面解剖部位及名称

1. 耳轮

耳轮：耳郭外侧边缘的卷曲部分，见图1-3。

耳轮脚：耳轮深入耳甲的部分，见图1-3。

耳轮脚棘：耳轮脚和耳轮之间的隆起，见图1-3。

耳轮脚切迹：耳轮脚棘前方的凹陷处，见图1-3。

耳轮结节：耳轮外上方的膨大部分，见图1-3。

耳轮尾：耳轮向下移行于耳垂的部分，见图1-3。

轮垂切迹：耳轮和耳垂后缘之间的凹陷处，见图1-3。

2. 耳垂

耳垂：耳郭下部无软骨的部分，见图1-3。

耳垂前沟：耳垂与面部之间的浅沟，见图1-3。

3. 对耳轮

对耳轮：与耳轮相对呈"Y"字形的隆起部，由对耳轮体、对耳轮上脚和对耳轮下脚三部分组成，见图1-3。

对耳轮体：对耳轮下部呈上下走向的主体部分，见图1-3。

对耳轮上脚：对耳轮向上分支的部分，见图1-3。

对耳轮下脚：对耳轮向前分支的部分，见图1-3。

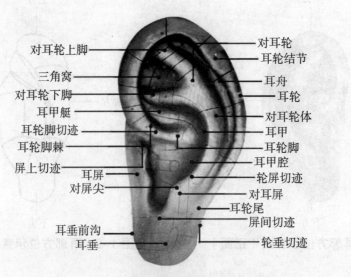

图1-3 耳郭解剖名称示意图（正面）

轮屏切迹：对耳轮与对耳屏之间的凹陷处，见图1-3。

4. 耳舟

耳舟：耳轮与对耳轮之间的凹沟，见图1-3。

5. 三角窝

三角窝：对耳轮上、下脚与相应耳轮之间的三角形凹窝，见图1-3。

6. 耳甲

耳甲：部分耳轮和对耳轮、对耳屏、耳屏及外耳门之间的凹窝，由耳甲艇、耳甲腔两部分组成，见图1-3。

耳甲艇：耳轮脚以上的耳甲部，见图1-3。

耳甲腔：耳轮脚以下的耳甲部，见图1-3。

7. 耳屏

耳屏：耳郭前方呈瓣状的隆起，见图1-3。

屏上切迹：耳屏与耳轮之间的凹陷处，见图1-3。

上屏尖：耳屏游离缘上隆起部，见图1-3。

下屏尖：耳屏游离缘下隆起部，见图1-3。

耳屏前沟：耳屏与面部之间的浅沟，见图1-3。

8. 对耳屏

对耳屏：耳垂上方，与耳屏相对的瓣状隆起，见图1-3。

对屏尖：对耳屏游离缘隆起的顶端，见图1-3。

屏间切迹：耳屏和对耳屏之间的凹陷处，见图1-3。

9. 外耳门

外耳门：耳甲腔前方的孔窍，见图1-3。

（二）耳郭背面的表面解剖部位及名称

耳郭背面的表面解剖部位可以归纳为二根、三面、四隆、五沟。

1. 二根

二根：即上耳根和下耳根。

上耳根：耳郭与头部相连的最上处，见图1-4。

下耳根：耳郭与头部相连的最下处，见图1-4。

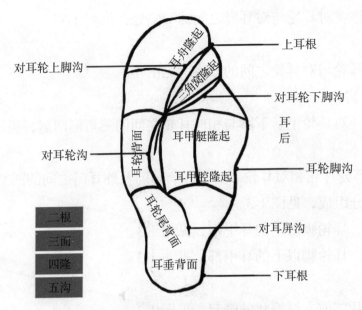

图1-4　耳郭解剖名称示意图（背面）

2. 三面

三面：即耳轮背面、耳轮尾背面、耳垂背面。

耳轮背面：耳轮背部的平坦部分，见图1-4。

耳轮尾背面：耳轮尾背部的平坦部分，见图1-4。

耳垂背面：耳垂背部的平坦部分，见图1-4。

3. 四隆

四隆：即耳舟隆起、三角窝隆起、耳甲艇隆起、耳甲腔隆起。

耳舟隆起：耳舟在耳背呈现的隆起，见图1-4。

三角窝隆起：三角窝在耳背呈现的隆起，见图1-4。

耳甲艇隆起：耳甲艇在耳背呈现的隆起，见图1-4。

耳甲腔隆起：耳甲腔在耳背呈现的隆起，见图1-4。

4. 五沟

五沟：对耳轮上脚沟、对耳轮下脚沟、对耳轮沟、耳轮脚沟、对耳屏沟。

对耳轮上脚沟：对耳轮上脚在耳背呈现的凹沟，见图1-4。

对耳轮下脚沟：对耳轮下脚在耳背呈现的凹沟，见图1-4。

对耳轮沟：对耳轮体在耳背呈现的凹沟，见图1-4。

耳轮脚沟：耳轮脚在耳背呈现的凹沟，见图1-4。

对耳屏沟：对耳屏在耳背呈现的凹沟，见图1-4。

二、耳郭的组织结构

耳郭主要由弹性软骨和薄层皮肤构成，并附着有脂肪、韧带、结缔组织、软骨膜以及退化的肌肉等结构。在耳郭的皮下分布有丰富的血管、神经和淋巴管，耳郭的最下部（即下 1/4 ~ 1/5）为耳垂，触感较柔软，皮下所包含的是脂肪和结缔组织，上 3/4 ~ 4/5 触感稍硬，其基本架构是由弹性软骨组成的。

耳郭表面的皮肤由表皮、真皮和皮下组织构成，并含有附属器官（皮脂腺、汗腺等）以及血管、淋巴管、神经和肌肉等。表皮层是最外面一层的皮肤，平均厚度为 0.2 毫米，由角质层、透明层、颗粒层、棘细胞层和基底层（又称生发层）组成。真皮层较表皮层稍深，且较厚，是一层较为致密的结缔组织，来源于中胚叶，由纤维、基质、细胞构成。接近于表皮之真皮乳头称为乳头层，又称真皮浅层，其下称为网状层，又称真皮深层，两者无严格界限。真皮层中分布有毛囊、皮脂腺、汗腺、血管、神经、淋巴管等组织，同时还有一些散在的脂肪组织。毛囊和皮脂腺在外耳道口处分布较多，在耳甲艇、耳甲腔等处分布较少。

神经在耳郭上的分布以耳甲腔、耳甲艇和三角窝较为密集，神经干较细，耳轮脚起始部及外耳道口的神经干较粗。耳郭的神经分布在耳垂、耳轮、耳舟及对耳轮等区域主要由脊神经——耳大神经和枕小神经分布组成，因此肢体和躯干的疾患常常在这几个区域内出现反应点。耳甲区有来自脑神经——耳颞神经和迷走神经耳支、舌咽神经、面神经的混合支的分布，其中迷走神经耳支是支配这个区域的主要成分，而迷走神经与内脏关系密切，因而胸腔、脏腑疾患的病理反应点主要在这个范围内出现。此外，所有支配外耳的神经都有相应的分支分布于三角窝内，因而无论脏腑或肢体的疾患若在耳轮、耳甲无反应点的，常可在三角窝中找到。

第二节　耳穴疗法的理论基础

耳穴疗法是通过对耳郭穴位进行诊察和刺激，以诊断和防治疾病，从而达到保健强身目的的一种自然疗法。它是祖国医学，尤其是针灸学中的一个重要组成部分。耳穴疗法在我国的临床运用的历史十分久远,马王堆汉墓出土的我国现存最早的医学帛书中就有关于"耳脉"的记载,后世包括《黄帝内经》《肘后备急方》《针灸大成》在内的中医经典著作都有散在的关于耳穴诊治疾病的记述。新中国成立之后,对耳穴的运用和研究更加广泛和深入,尤其是耳穴在镇痛、镇静方面的作用已经得到业界的广泛认可,对耳穴发挥作用的机理的研究逐步深入。

一、经络理论基础

早在两千多年前的医学帛书《阴阳十一脉灸经》就记载:"耳脉起于手背,出臂外两骨之间,上骨下廉,出肘中,入耳中。是动则病:耳聋辉辉焞焞,嗌肿,是耳脉主治。其所产病:目外眦痛,颊痛,耳聋,为三病。"由此可以看出耳脉起自手背,止于耳中,其经脉循行及是动病、所主病皆与手少阳三焦经(图1-5)极为相似。

《黄帝内经》对耳与经脉、经别、经筋的关系作了较详细的阐述。十二经脉中六条阳经循行都直接通过耳部,六条阴经间接循行于耳,通过经别循行于耳且与阳经相合,如手厥阴心包经经别的循行"出耳后,合少阳完骨之下"。奇经八脉中阴跷、阳跷脉并入耳后,阳维脉循头入耳。十二经筋中阳明之筋"结于耳前",太阳之筋"上结于完骨",少阳之筋"循耳后,上额角,交巅上,下走颔,上结于頄"。所以《灵枢·口问》说:"耳者,宗脉之所聚也。"《素问·缪刺论》说:"手足少阴、太阴、足阳明之络,此五络皆会于耳中。"《灵枢·邪气藏府病形》说:"十二经脉,三百六十五络,其血气皆上于面而走空窍……其别气走于耳而为听。"此外,《内经》还将耳命以别名为"窗笼",并将其作为少阳之结和标,即"少阳根于窍阴,结于窗笼。窗笼者,耳中也"。"足少阳之本,在窍阴之间,标在窗笼之前。窗笼者,耳也。"

在历代医学典籍中对耳与十二经脉的关系也有记述。《医学真经》说:"十二经脉,上终于耳,其阴阳诸经,适有交并。"《丹溪心法》说:"盖十二经络,上络于耳","耳为诸宗脉客所附。"《奇经八脉考》一书中记载有阴阳跷脉统率左右阴阳十二正经并循行入耳后。

耳与十二正经、经别、经筋、奇经八脉的联系十分紧密。因此,经络及其相关脏腑的疾患亦常表达于耳,可治于耳。这是耳穴疗法的理论基础。

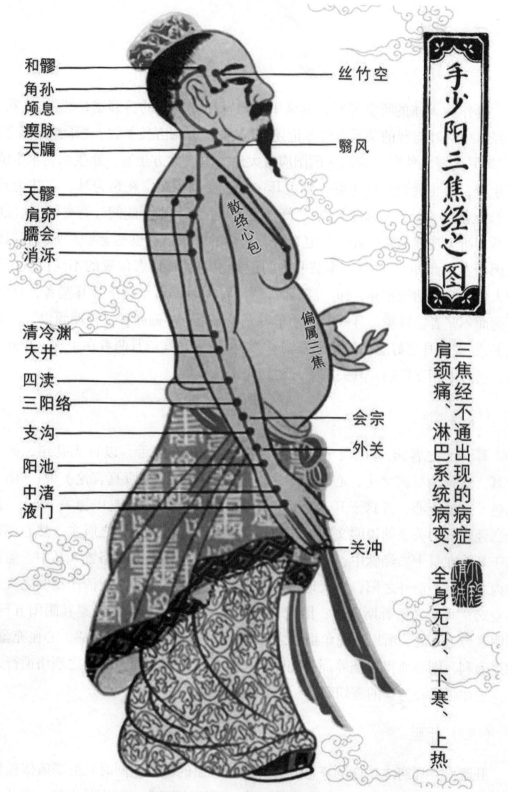

和髎
角孙
颅息
瘈脉
天牖

天髎
肩髎
臑会
消泺

清冷渊
天井
四渎
三阳络
支沟
阳池
中渚
液门

丝竹空

翳风

散络心包

偏属三焦

会宗
外关

关冲

手少阳三焦经之图

三焦经不通出现的病症
肩颈痛、淋巴系统病变、全身无力、下寒、上热

图 1-5 手少阳三焦经循行图

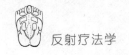

二、五脏

（一）肾

　　耳作为人体的听觉器官，其灵敏度与肾精、肾气的盛衰密切相关。《黄帝内经》中对耳与肾的关系有许多记述。《灵枢·五阅五使》说："耳者，肾之官也。"耳为肾之外窍。《素问·阴阳应象大论》说："北方生寒，寒生水，水生咸，咸生肾，肾生骨髓，髓生肝，肾主耳……在变动为栗，在窍为耳，在味为咸，在志为恐。"《灵枢·脉度》说："肾气通于耳，肾和则耳能闻五音矣。"这说明了耳的听力功能与肾中经气的盛衰有着密切的关系，这也是老年人听力衰退的原因所在。此外，《灵枢·本脏》中的记载说明了耳形态位置的不同反映了不同人体的肾的功能相异，即"高耳者，肾高；耳后陷者，肾下。耳坚者，肾坚；耳薄而不坚者，肾脆。耳好前居牙车者，肾端正；耳偏高者，肾偏倾也"。《医述》说："察耳之好恶，知肾之强弱。"综上所述，耳与肾两者在生理上相互联系，病理上相互影响，其关系十分密切。

（二）心

　　耳为心之客窍，《医贯·耳论》说："盖心窍本在舌，以舌无孔窍，因寄于耳，此肾为耳窍之主，心为耳窍之客尔。"《素问·金匮真言论》说："南方赤色，入通于心，开窍于耳。"《证治准绳》中记载了明代赵以德关于心、肾、十二经与耳的关系的说明文字，即"耳者肾之窍，足少阴经之所主，然心亦寄窍于耳，在身十二经脉中，除足太阳手厥阴外，其余十经脉络皆入耳中。盖肾治内之阴，心治外之阳，合天地之道，精气无处而不交通，故清净精明之气上走空窍，耳受之而听斯聪矣，因此耳属二脏之窍也。于是诸经禀其阴阳五行，精明者皆上入之，所以宫商角徵羽之五音，从斯辨矣"。心气旺盛，心血充盈，脉道通利，则心血得以濡养周身孔窍，耳窍自然得养，同时心经之别络循行入耳，更加强了心与耳的密切联系。

（三）肝胆

　　肝藏血，耳窍之功能的正常发挥有赖于肝血的濡养，同时耳的聪敏依赖气的上达，而人体的气机通畅依靠肝的调节。"肝肾同源"，耳为肾之窍，则耳亦与肝有着密切的联系。《医述》说："以五脏开于五部，分阴阳言之：在肾、肝居阴，故耳、目二窍，阴精主之。"此外，胆经循行于耳，肝胆互为表里，则更加强了耳与肝胆之间的相互联系。

（四）肺

《素问·六节脏象论》说："五气入鼻，藏于心肺，上使五色修明，音声能彰。"肺主气，司呼吸，开窍于鼻。肺的通气功能使得耳窍能够通于天气而能听。肺五行属金，金能生水，肾为水脏，则"耳能听声者，水生于金也。肺主气，一身之气贯于耳，故能听声"。肺之宣肃使水谷精微能布散于耳窍，使其功能正常发挥。

（五）脾

脾能运化水谷，生成和输布水谷精微至耳窍以滋养之。脾胃能升清降浊，使清气上升，充灌耳窍，使其聪。《素问·玉机真脏论》说："脾为孤脏……其不及则令人九窍不通。"

因此，耳的功能与脏腑关系十分密切，其在生理上联系紧密，在病理上相互影响。《厘正按摩要述》还将耳郭分为心肝脾肺肾五部，即"耳属肾，耳轮属脾，耳上轮属心，耳皮肉属肺，耳背玉楼属肝"，更说明了耳与脏腑在生理功能上是息息相关的。耳窍为脏腑之外候，五脏六腑的病变常常可通过耳郭局部表现于外，这亦是耳穴诊断的依据。

第三节　耳穴的分布规律

国家标准化管理委员会发布的《中华人民共和国国家标准——耳穴名称与定位》（2008年版）（后简称《国标耳穴》）中规定耳郭穴位为93个，若加之各家经验穴位不知凡几。耳郭的面积相对较小，因此穴位的名称与位置的准确记忆就成为了学习耳穴疗法的重要基础。如此多的穴位其实是有规律可循的，学习耳穴在耳郭上的分布规律，能够使我们在理解中学习耳穴知识，记忆相关穴位。

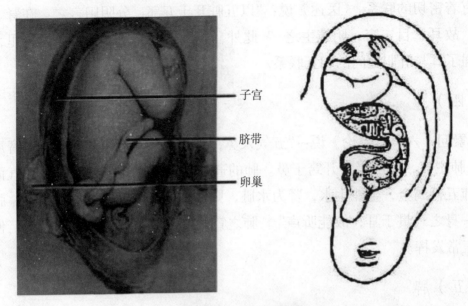

子宫

脐带

卵巢

图1-6　胎儿倒置图

仔细观察正常的耳郭形态，我们能发现它很像一个倒置的胎儿，其头部朝下，下肢向上，上肢在身体一侧，而内脏则位于脊柱内侧（见图1-6）。这与中医基础理论中，肾为先天之本又开窍于耳的记述不谋而合。其具体的分布规律为：耳垂对应头面部，对耳屏对应头部，对耳轮体对应脊柱，对耳轮上下脚对应下肢，耳舟对应上肢，耳甲腔对应胸腔，耳甲艇对应腹腔，耳轮脚周围对应消化系统，耳屏对应耳鼻喉部，三角窝对应内生殖器和盆腔（见图1-7）。根据此规律，国标耳穴的定位分区亦是用各个耳郭解剖部位来进行划分的。掌握好此规律，可以帮助我们更好地记忆耳穴名称、定位及其功能。

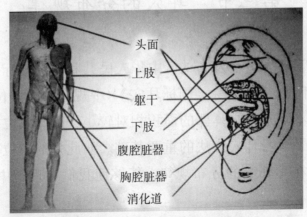

头面

上肢

躯干

下肢

腹腔脏器

胸腔脏器

消化道

图1-7　耳穴分布规律示意图

第四节　国标耳穴的定位及运用

一、耳轮

（一）耳轮部分区

耳轮脚为耳轮1区。耳轮脚切迹到对耳轮下脚上缘之间的耳轮分为三等分，自下而上依次为耳轮2区、耳轮3区、耳轮4区。对耳轮下脚上缘到对耳轮上脚前缘之间的耳轮为耳轮5区。对耳轮上脚前缘到耳尖之间的耳轮为耳轮6区。耳尖到耳轮结节上缘为耳轮7区。耳轮结节上缘到耳轮结节下缘为耳轮8区。耳轮结节下缘到轮垂切迹之间的耳轮分为4等分，自上而下依次为耳轮9区、耳轮10区、耳轮11区、耳轮12区。

对耳轮上脚下缘：即对耳轮上脚与对耳轮体的分界线，指从对耳轮上、下脚分叉处向对耳轮耳舟缘所作的垂线。

对耳轮下脚后缘：对耳轮下脚与对耳轮体的分界线，指从对耳轮上、下脚分叉处，向对耳轮耳甲缘所作的垂线。

对耳轮耳舟缘：对耳轮与耳舟的分界线，指对耳轮（含对耳轮上脚）脊与耳舟凹沟之间的中线。

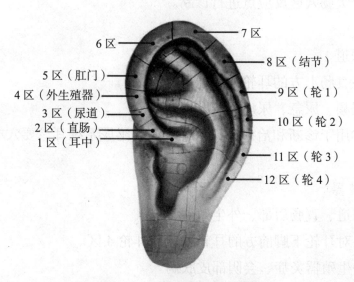

图1-8　耳轮部穴位示意图

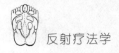

对耳轮耳甲缘：对耳轮与耳甲的分界线，指从对耳轮（含对耳轮下脚）脊与耳甲折线之间的中线。

对耳轮脊线：对耳轮体及其上、下脚最凸起处之连线。

耳甲折线：耳甲内平坦部与隆起部之间的折线。

（二）耳轮穴位

1. 耳中

别名：膈。

定位：在耳轮脚处，即耳轮 1 区。

主治：呃逆、荨麻疹、皮肤瘙痒症、小儿遗尿、出血性疾病、咯血。

运用：该穴位于迷走神经分支发出处，常用于诊断和治疗消化系统疾病。尤其对于呃逆疗效突出，针刺时，可由胃穴向耳中穴透刺，亦可用放血治疗。耳中穴具有较好的止痒、止痛、镇静的作用。有报道称刺激耳中穴对缓解心绞痛效果佳。

2. 直肠

别名：直肠下段。

定位：在耳轮脚棘前上方的耳轮处，即耳轮 2 区。

主治：便秘、腹泻、脱肛、痔疮。

运用：常用于诊断和治疗直肠部位的疾病。痔疮、慢性肠炎可出现阳性反应点，可结合大肠穴区反应点进行诊断。

3. 尿道

别名：尿道 1。

定位：在直肠上方的耳轮处，即耳轮 3 区。

主治：尿频、尿急、尿痛、尿潴留。

运用：常用于诊断和治疗泌尿系统疾病，泌尿系统耳诊要穴亦是治疗的主要穴位。

4. 外生殖器

别名：尿道、直肠后部、外生殖器 1。

定位：在对耳轮下脚前方的耳轮处，即耳轮 4 区。

主治：外生殖器炎症、会阴部皮肤病。

运用：常用于诊断和治疗外生殖器部位的疾病。

5. 肛门

别名：痔核点。

定位：在三角窝前方的耳轮处，即耳轮 5 区。

主治：痔疮、肛裂。

运用：常用于诊断和治疗肛门部位的疾患，有痔疮时，可出现明显阳性反应点，为治疗痔疮的主穴。

6. 耳尖前

别名：耳涌、感冒、痔核点。

定位：在耳郭向前对折上部尖端的前部，即耳轮 6 区。

主治：痔疮、肛裂。

运用：在本穴点刺放血，可泻热、祛风。

7. 耳尖

别名：扁桃体 1。

定位：在耳郭向前对折的上部尖端处，即耳轮 6、7 区交界处。

主治：发热、高血压、目赤肿痛、牙痛、失眠、咽喉肿痛。

运用：该穴为泻热要穴，能清热、凉血、祛风、通经活络、祛瘀生新，治疗时多采用点刺放血的方法，具有明显的镇静、镇痛、消炎、降压、明目功效，还可配合其他穴位进行放血或耳穴贴豆，以增效。有使用本穴放血，以降血氨，治疗肝昏迷的报道。

8. 耳尖后

别名：扁桃体 1。

定位：在耳郭向前对折上部尖端的后部，即耳轮 7 区。

主治：咽喉肿痛。

运用：在本穴点刺放血，功效类耳尖，可泻热。

9. 结节

别名：肝阳、肝阳 1、肝阳 2、降压、枕小神经。

定位：在耳轮结节处，即耳轮 8 区。

主治：头晕、头痛、高血压、失眠、咽喉肿痛、目赤肿痛、发热、肝功能异常。

运用：本穴为疏肝解郁、平肝潜阳，治疗肝郁气滞、肝阳上亢的要穴，同时具有很强的泻热通络的功效，多用点刺放血之法，用于泻热通络时，可与耳

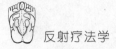

尖交替或同时使用，对于急性扁桃体炎疗效突出。阳性反应时，对肝功能损伤有诊断意义。

10. 轮 1

别名：上 1。

定位：在耳轮结节下方的耳轮处，即耳轮 9 区。

主治：发热、失眠、肢端麻木或疼痛、咽喉肿痛、高血压。

运用：轮 1 至轮 4 的功能主治皆相同。该 4 穴阳性反应多提示咽喉肿痛，治疗时常用点刺放血，具有泻热通络的功效，对急性扁桃体炎疗效极佳。

11. 轮 2

别名：上 2、扁桃体 2。

定位：在轮 1 区下方的耳轮处，即耳轮 10 区。

主治：发热、失眠、肢端麻木或疼痛、咽喉肿痛、高血压。

运用：同轮 1。

12. 轮 3

别名：上 3。

定位：在轮 2 区下方的耳轮处，即耳轮 11 区。

主治：发热、失眠、肢端麻木或疼痛、咽喉肿痛、高血压。

运用：同轮 1。

13. 轮 4

别名：上 4、扁桃体 3。

定位：在轮 3 区下方的耳轮处，即耳轮 12 区。

主治：发热、失眠、肢端麻木或疼痛、咽喉肿痛、高血压。

运用：同轮 1。

二、耳舟

（一）耳舟部分区

整个耳舟等分为六个部分，自上而下依次为耳舟 1 区、2 区、3 区、4 区、5 区、6 区。

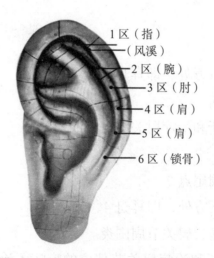

1区（指）
（风溪）
2区（腕）
3区（肘）
4区（肩）
5区（肩）
6区（锁骨）

图1-9 耳舟部穴位示意图

（二）耳舟穴位

1. 指

别名：阑尾点1。

定位：在耳舟上方处，即耳舟1区。

主治：甲沟炎、手指麻木或疼痛。

运用：常用于诊断和治疗指关节部位的疾病。

2. 腕

别名：无。

定位：在指区的下方处，即耳舟2区。

主治：腕部疼痛。

运用：常用于诊断和治疗腕关节部位的疾病，亦可用于诊断和治疗过敏性疾病，尤其是过敏性皮肤病。

3. 风溪

别名：荨麻疹、荨麻疹区、荨麻疹点、结节内。

定位：在耳轮结节前方，指区与腕区之间，即耳舟1、2区交界处。

主治：荨麻疹、皮肤瘙痒症、过敏性鼻炎。

运用：本穴是诊断和治疗各种过敏性疾病的要穴，常与发生症状的部位相配进行诊断和治疗，可祛风、通络、止痒。

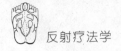

4. 肘

别名：荨麻疹点。

定位：在腕区的下方处，即耳舟3区。

主治：肘关节疼痛。

运用：常用于诊断和治疗肘关节部位的疾病。

5. 肩

别名：肩关节、阑尾点2。

定位：在肘区的下方处，即耳舟4、5区。

主治：肩关节疼痛、肩关节周围炎。

运用：常用于诊断和治疗肩关节部位的疾病。治疗肩关节周围炎的要穴。4区大约为旧版耳穴"肩穴"，5区为肩关节穴。若与耳舟部其他穴阳性反应呈一线性，可提示风湿性关节炎。肩关节受限治疗时，可针刺阳性反应点后，嘱患者向受限方向活动患部。

6. 锁骨

别名：耳屏外三穴、肾炎点、阑尾点3。

定位：在肩区的下方处，即耳舟6区。

主治：相应部位的疼痛、肩周炎。

运用：常用于诊断和治疗肩周炎。肩背部肌肉紧张、疼痛，触之有硬结时，可在锁骨穴区触及明显条索状阳性反应点。症状明显时，通过视诊可观察到颈椎和锁骨之间或锁骨区域内有明显的白色不规则隆起，触诊质地较韧，与肌肉结节触感相似。

三、对耳轮

（一）对耳轮部分区

对耳轮上脚分为上、中、下三等分，下1/3为对耳轮5区，中1/3为对耳轮4区，再将上1/3分为上、下二等分，下1/2为对耳轮3区，再将上1/2分为前后二等分，后1/2为对耳轮2区，前1/2为对耳轮1区。

对耳轮下脚分为前、中、后三等分，中、前2/3为对耳轮6区，后1/3为对耳轮7区。

将对耳轮体从对耳轮上、下脚分叉处至轮屏切迹分为五等分，再沿对耳轮耳甲缘，将对耳轮体分为前 1/4 和后 3/4 两部分，前上 2/5 为对耳轮 8 区，后上 2/5 为对耳轮 9 区，前中 2/5 为对耳轮 10 区，后中 2/5 为对耳轮 11 区，前下 1/5 为对耳轮 12 区，后下 1/5 为对耳轮 13 区。

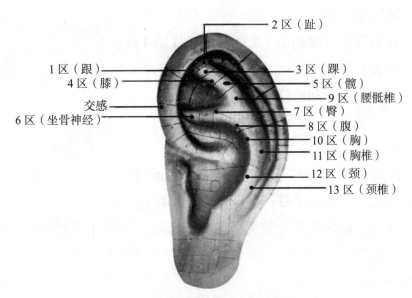

图 1-10　对耳轮部穴位示意图

（二）对耳轮穴位

1. 跟

别名：踝。

定位：在对耳轮上脚前上部，即对耳轮 1 区。

主治：足跟痛。

运用：常用于诊断和治疗足跟部位的疾病。

2. 趾

别名：无。

定位：在耳尖下方的对耳轮上脚后上部，即对耳轮 2 区。

主治：甲沟炎、趾部的麻木或疼痛。

运用：常用于诊断和治疗足趾部位的疾病。

3. 踝

别名：踝关节。

定位：在趾、跟区下方处，即对耳轮 3 区。

主治：踝关节疼痛、踝关节损伤。

运用：常用于诊断和治疗踝部的疾病。

4. 膝

别名：膝关节、踝。

定位：在对耳轮上脚的中 1/3 处，即对耳轮 4 区。

主治：膝关节病。

运用：常用于诊断和治疗膝部的疾病。

5. 髋

别名：髋关节、膝。

定位：在对耳轮上脚的下 1/3 处，即对耳轮 5 区。

主治：髋关节疼痛、坐骨神经痛、腰骶部疼痛。

运用：常用于诊断和治疗髋关节部位的疾病，亦可用于坐骨神经痛及腰骶部疼痛治疗的配穴。

6. 坐骨神经

别名：坐骨神经痛特效点、坐骨。

定位：在对耳轮下脚的前 2/3 处，即对耳轮 6 区。

主治：坐骨神经痛、下肢瘫痪。

运用：常用于诊断和治疗治疗坐骨神经痛、下肢瘫痪。

7. 交感

别名：下脚端、交感神经索、交感 1。

定位：在对耳轮下脚前端与耳轮内缘交界处，即对耳轮 6 区前端。

主治：消化系统和循环系统功能失调、急惊风、哮喘、痛经、自主神经功能紊乱。

运用：本穴是解痉镇痛的要穴和针刺麻醉的要穴，针刺本穴可明显且快速缓解内脏平滑肌痉挛引起的内脏绞痛。本穴名为交感，即能抑制交感神经兴奋引起的各类症状，包括内脏绞痛、心动过速、异常出汗、血压升高、哮喘等。有文献记载，针刺本穴可用于解除有机磷中毒，与药品合用，则解毒作用更大，不宜用于出血性疾病。

8. 臀

别名：无。

定位：在对耳轮下脚的后 1/3 处，即对耳轮 7 区。

主治：坐骨神经痛、臀肌筋膜炎。

运用：常用于诊断和治疗坐骨神经痛，常向坐骨神经和交感方向透刺，出现阳性反应点，可作为坐骨神经痛的定位诊断。

9. 腹

别名：腰骶椎。

定位：在对耳轮体前部的上 2/5 处，即对耳轮 8 区。

主治：腹腔疾病、消化系统疾病、妇科疾病、腰骶部疼痛。

运用：常用于诊断和治疗腹部的疾病。

10. 腰骶椎

别名：腹、腰痛点。

定位：在腹部后方，即对耳轮 9 区。

主治：腰骶部疼痛。

运用：常用于诊断和治疗腰骶部疼痛，伴下肢症状者可沿对耳轮上脚趾穴方向透刺。腰骶椎骨质增生或外伤、畸形，可在穴区出现条索状、凹陷等与局部病变形状相似的阳性反应。

11. 胸

别名：胸椎。

定位：在对耳轮体前部的中 2/5 处，即对耳轮 10 区。

主治：胸胁疼痛、肋间神经痛、胸闷、乳腺疾患。

运用：常用于诊断和治疗胸胁部的疾病。

12. 胸椎

别名：胸、乳腺。

定位：在胸部后方，即对耳轮 11 区。

主治：胸痛、胸背痛、胸闷、乳腺疾患。

运用：常用于诊断和治疗胸部及乳腺的疾病。穴区出现串珠状、条索状或部分缺如等穴区形态改变的阳性反应，多提示结核、骨质增生、小关节紊乱或胸椎侧弯。

13. 颈

别名：颈椎。

定位：在对耳轮体前部的下 1/5 处，即对耳轮 12 区。

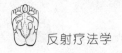

主治：落枕、颈部扭伤、甲状腺部位的疾病。

运用：本穴是治疗落枕的敏感点，针刺后，嘱患者缓缓向患侧活动并配合捻转泻法，常可达到一针即愈之效。

14. 颈椎

别名：颈、甲状腺。

定位：在颈区后方，即对耳轮 13 区。

主治：落枕、颈椎综合征。

运用：常用于诊断和治疗颈椎部的疾病。落枕时可与颈穴同取进行治疗，亦可针对落枕部位，来针对性选穴，同时其阳性反应点亦可作为颈椎疾患定位诊断的依据。整个颈椎穴区靠近轮屏切迹部分为颈椎上段，靠近胸椎部为颈椎下段，可由此进行大致的定位诊断。颈椎骨质增生或肥大时，反应点常位于对耳轮脊上，即颈椎穴位置，常表现为串珠状或局部不规则隆起，触之可察，明显者视诊可察及；颈肩部软组织疾患，如局部筋结或肌肉僵硬、疼痛等症，反应点多在一侧耳舟内锁骨区或锁骨区与颈椎区并现，多呈片状隆起，触之有韧感似筋结，明显者视诊可察及。反应点针刺治疗时，多在局部隆起变形处透刺，或进行双侧耳豆对贴。

四、三角窝

（一）三角窝的分区

将三角窝由耳轮内缘至对耳轮上、下脚分叉处，分为前、中、后三等分，中 1/3 为三角窝 3 区；再将前 1/3 等分为上、中、下三部分，上 1/3 为三角窝 1 区，中、下 2/3 为三角窝 2 区；再将后 1/3 分为上、下二等分，上 1/2 为三角窝 4 区，下 1/2 为三角窝 5 区。

（二）三角窝穴位

1. 角窝上

别名：降压点。

定位：在三角窝前 1/3 的上部，即三角窝 1 区。

主治：高血压。

运用：常用于诊断和治疗高血压，可判断血压高低。

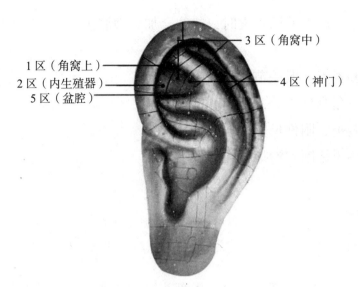

1 区（角窝上）
2 区（内生殖器）
5 区（盆腔）
3 区（角窝中）
4 区（神门）

图 1-11 三角窝部穴位示意图

2. 内生殖器

别名：子宫、精宫、天癸。

定位：在三角窝前 1/3 的下部，即三角窝 2 区。

主治：妇科、男科的疾病。

运用：常用于诊断和治疗妇科、男科的相关疾病，是妇科病诊治的要穴。

3. 角窝中

别名：喘点、肝炎点、便秘点。

定位：在三角窝中 1/3 处，即三角窝 3 区。

主治：哮喘。

运用：本穴是治疗哮喘的要穴。

4. 神门

别名：无。

定位：在三角窝后 1/3 的上部，即三角窝 4 区。

主治：神经系统疾病、过敏性疾病、痛症、炎症、戒断综合征。

运用：本穴是镇静、镇痛的要穴，是治疗神经系统疾病的要穴。本穴止痛、镇静、安神的效果较佳，是针刺麻醉的主要穴位之一。同时本穴有类似清热凉血的功效，因此对炎症、痛症、过敏性疾病以及烦躁不安、焦虑、狂躁等情志和精神异常的症状具有较好的调节、抑制作用。另外，本穴对内脏的机能过亢有较强的抑制作用，如溃疡病，消谷善饥者运用本穴作为主要配穴疗效较佳，也因此，消化不良患者使用本穴时，往往会加重腹胀。

5. 盆腔

别名：盆腔炎点、股关节点、股关。

定位：在三角窝后 1/3 的下部，即三角窝 5 区。

主治：盆腔炎、附件炎。

运用：常用于诊断和治疗盆腔部位的疾病。

五、耳屏

（一）耳屏分区

耳屏外侧面分为上、下二等分，上部为耳屏 1 区，下部为耳屏 2 区。将耳屏内侧面分为上、下二等分，上部为耳屏 3 区，下部为耳屏 4 区。

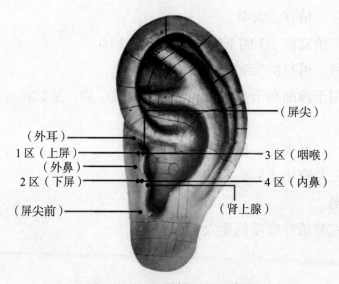

图 1-12　耳屏部穴位示意图

（二）耳屏穴位

1. 上屏

别名：咽喉头、心脏点、渴点、鼻眼净、新眼。

定位：在耳屏外侧面上的 1/2 处，即耳屏 1 区。

主治：咽炎、鼻炎。

运用：常用于诊断和治疗咽炎、鼻炎。另此处有一个渴点穴，位于屏尖与外鼻的中点偏上处，常用于诊断和治疗多饮之症、糖尿病（尤其是上消）、肥胖症。

2. 下屏

别名：饥点、高血压点。

定位：在耳屏外侧面的下 1/2 处，即耳屏 2 区。

主治：鼻炎、鼻塞。

运用：常用于诊断和治疗鼻部的疾病。另此处有一个饥点穴，位于肾上腺与外鼻的中点偏上处，常用于诊断和治疗多食之症、糖尿病（尤其是中消）、肥胖症。

3. 外耳

别名：耳。

定位：在屏上切迹前方近耳轮部，即耳屏 1 区上缘处。

主治：耳鸣、耳聋、眩晕。

运用：常用于诊断和治疗耳部及耳源性的疾病。

4. 屏尖

别名：珠顶、上屏尖。

定位：在耳屏游离缘上部尖端，即耳屏 1 区后缘处。

主治：发热、炎症、疼痛性病症、斜视。

运用：本穴是泻热的要穴，常用点刺放血，以泻实热，有一定的镇痛功效。

5. 外鼻

别名：鼻。

定位：在耳屏外侧面中部，即耳屏 1、2 区之间。

主治：外鼻部疾患，如鼻前庭炎、鼻部痤疮、酒渣鼻、鼻疖。

运用：常用于诊断和治疗外鼻部的疾病。

6. 肾上腺

别名：下屏尖。

定位：在耳屏游离缘下部尖端，即耳屏 2 区后缘处。

主治：低血压、炎症、痛症、中毒、过敏、风湿免疫性疾病。

运用：本穴有类肾上腺皮质激素的作用，有抗炎、抗过敏、抗风湿、抗休克、消肿、止痛的功效，能够治疗风湿免疫性疾病、过敏性疾病、中毒、炎症、发热、疼痛。此外，针刺本穴还能扩张冠脉和骨骼肌血管，改善心脏供血，松弛支气管平滑肌，扩张支气管，解除支气管痉挛，以此缓解心跳微弱、血压下降、呼吸困难等症状，可治疗支气管哮喘、低血压、休克等疾病。

7. 咽喉

别名：无。

定位：在耳屏内侧面上的 1/2 处，即耳屏 3 区。

主治：声音嘶哑、咽炎、扁桃体炎、失语、哮喘、美尼尔氏综合征。

运用：常用于诊断和治疗咽喉部的疾病。

8. 内鼻

别名：无。

定位：在耳屏内侧面下的 1/2 处，即耳屏 4 区。

主治：鼻炎、鼻衄、上颌窦炎、感冒。

运用：常用于诊断和治疗鼻腔内部的相关疾病。

9. 屏尖前

别名：青光、目 1。

定位：在屏间切迹前方耳屏的最下部，即耳屏 2 区下缘处。

主治：青光眼、近视。

运用：本穴是诊断和治疗青光眼的要穴。

六、对耳屏

（一）对耳屏部分区

由对耳屏尖及对屏尖至轮屏切迹连线的中点，分别向耳垂上线作两条垂线，将对耳屏外侧面及其后部分为前、中、后三区，前为对耳屏 1 区，中为对耳屏 2 区，后为对耳屏 3 区。对耳屏内侧面为对耳屏 4 区。

（二）对耳屏穴位

1. 额

别名：无。

定位：在对耳屏外侧面的前部，即对耳屏 1 区。

主治：前额痛、头昏、眩晕、失眠。

运用：常用于诊断和治疗前额部的相关疾病。

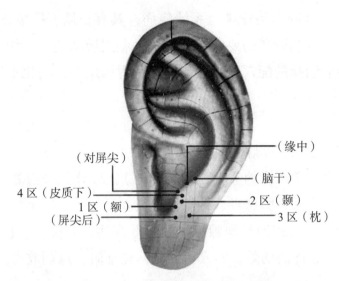

图1-13 对耳轮部穴位示意图

2.屏尖后

别名：散光、目2。

定位：在屏间切迹后方对耳屏的前下部，即对耳屏1区下缘处。

主治：散光、屈光不正及其他各种眼病。

运用：常用于诊断和治疗散光、屈光不正及其他各种眼病。

3.颞

别名：太阳。

定位：在对耳屏外侧面的中部，即对耳屏2区。

主治：偏头痛、头晕、耳鸣、耳聋。

运用：常用于诊断和治疗偏头痛、耳鸣、耳聋。

4.枕

别名：晕点、喉牙。

定位：在对耳屏外侧面的后部，即对耳屏3区。

主治：头晕、后头痛、失眠、癫痫、哮喘、神经衰弱、皮肤病。

运用：常用于诊断和治疗神经系统疾病，有较好的止晕效果。

5.皮质下

别名：大脑区、脑下垂体、睾丸、卵巢、脑。

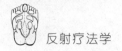

定位：在对耳屏内侧面，即对耳屏 4 区。

主治：痛症、神经衰弱、假性近视、失眠、智力发育不全、眩晕。

运用：常用于诊断和治疗神经系统疾病，具有止痛、抗炎、镇静、安神、抗休克的作用，是针刺麻醉的要穴，可调节大脑皮质功能，可作为内分泌、妇科、消化系统疾病治疗的配穴。本穴能够促进胃肠蠕动，消化不良、腹胀患者宜配用。

6. 对屏尖

别名：平咳、平喘、腮腺。

定位：在对耳屏游离缘的尖端，即对耳屏 1、2、4 区交点处。

主治：咳嗽、哮喘、腮腺炎、神经性皮炎。

运用：常用于诊断和治疗腮腺炎、咳喘等疾病，有抗炎、抗过敏的作用，具有止痛、消肿、止痒的功效。本穴可针刺，热证时，点刺放血。

7. 缘中

别名：脑点。

定位：在对耳屏游离缘上，对屏尖与轮屏切迹之中点处，即对耳屏 2、3、4 区交点处。

主治：遗尿、崩漏、急惊风、内耳性眩晕、尿崩症。

运用：本穴是脑垂体的代表，主治脑垂体相关疾病。同时，因为脑垂体是通过控制内分泌来调节人体机能状态的，针刺本穴可调节内分泌紊乱引起的各种疾病，具有抗过敏、抗风湿、镇静、安神、止痉的作用。

8. 脑干

别名：无。

定位：在轮屏切迹处，即对耳屏 3、4 区之间。

主治：眩晕、后头痛、假性近视、面肌麻痹、面肌痉挛、咳喘。

运用：脑干的功能主要是维持个体生命，控制呼吸、心跳、消化等，支配呼吸、排泄、吞咽、肠胃等活动，脑桥对人的睡眠有调节和控制的作用，中脑是视觉与听觉的反射中枢，脑干中央的网状系统的主要功能是控制觉醒、注意、睡眠等不同层次的意识状态。因此，本穴对其所主的以上机能都具有调节作用。

七、耳甲

（一）耳甲的分区

1. 耳甲分区标志点

A 点：耳轮内缘上，耳轮脚切迹至对耳轮下脚之间距离的中、上 1/3 交界处。耳轮内缘是耳轮与耳郭其他部分的分界线，指耳轮与耳舟、对耳轮上下脚、三角窝及耳甲等部的折线。

D 点：耳甲内，由耳轮脚消失处，向后作一水平线，与对耳轮耳甲缘相交处。

B 点：耳轮脚消失处至 D 点连线的中、后 1/3 交界处。

C 点：外耳道口后缘上 1/4 与下 3/4 交界处。

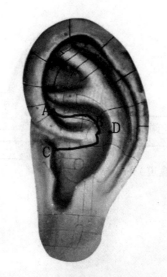

图 1-14 耳甲部分区示意图

2. 平甲分区标志线

AB 线：从 A 点向 B 点作一条与对耳轮耳甲艇缘弧度大体相仿的曲线。

BC 线：从 B 点向 C 点作一条与耳轮脚下缘弧度大体相仿的曲线。

BD 线：即 B 点与 D 点两点之间的连线。

3. 耳甲分区

将 BC 线前段与耳轮脚下缘间分成三等分，前 1/3 为耳甲 1 区、中 1/3 为耳甲 2 区、后 1/3 为耳甲 3 区。ABC 线前方，耳轮脚消失处为耳甲 4 区。将

AB 线前段与耳轮脚上缘及部分耳轮内缘间分成三等分，后 1/3 为 5 区、中 1/3 为 6 区、前 1/3 为 7 区。将对耳轮下脚下缘前、中 1/3 交界处与 A 点连线，该线前方的耳甲艇部为耳甲 8 区。将 AB 线前段与对耳轮下脚下缘间耳甲 8 区以后的部分，分为前、后二等分，前 1/2 为耳甲 9 区，后 1/2 为耳甲 10 区。在 AB 线后段上方的耳甲艇部，将耳甲 10 区后缘与 BD 线之间分成上、下二等分，上 1/2 为耳甲 11 区、下 1/2 为耳甲 12 区。由轮屏切迹至 B 点作连线，该线后方、BD 线下方的耳甲腔部为耳甲 13 区。以耳甲腔中央为圆心，圆心与 BC 线间距离的 1/2 为半径作圆，该圆形区域为耳甲 15 区。过 15 区最高点及最低点，分别向外耳门后壁作两条切线，切线间为耳甲 16 区。15、16 区周围为耳甲 14 区。将外耳门的最低点与对耳屏耳甲缘中点相连，再将该线以下的耳甲腔部分为上、下二等分，上 1/2 为耳甲 17 区，下 1/2 为耳甲 18 区。

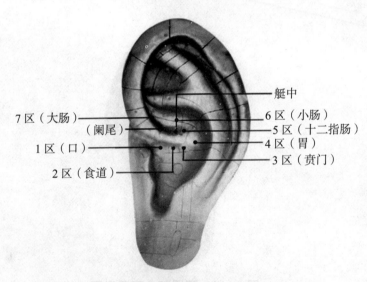

图 1-15 耳甲部穴位示意图（一）

（二）耳甲穴位

1. 口

别名：无。

定位：在耳轮脚下方的前 1/3 处，即耳甲 1 区。

主治：口腔疾患、面瘫、胆囊炎、胆石症、戒断综合征。

运用：本穴是治疗口腔、胆囊及面颊部口周疾病的主穴，具有镇静、安神的功效。

2. 食道

别名：无。

定位：在耳轮脚下方的中 1/3 处，即耳甲 2 区。

主治：食管炎、食管痉挛、胸闷。

运用：常用于诊断和治疗咽喉、食道部位的疾病。

3. 贲门

别名：无。

定位：在耳轮脚下方的后 1/3 处，即耳甲 3 区。

主治：胃脘部疾病。

运用：常用于诊断和治疗胃脘部的疾病，尤其是恶心、呕吐、反酸、嗳气、呃逆等胃气上逆的症状用之效果更佳。

4. 胃

别名：无。

定位：在耳轮脚消失处，即耳甲 4 区。

主治：胃脘部疾病、牙痛、失眠、前额痛。

运用：常用于诊断和治疗胃脘部疾病。由于足阳明胃经循行通过牙齿及额颅，因此，根据经络所过主治所及的理论，胃穴可以治疗牙痛、前额痛及其他神经系统疾病，如失眠，尤其对消化不良引起的失眠疗效最佳。

5. 十二指肠

别名：无。

定位：在耳轮脚及部分耳轮与 AB 线之间的后 1/3 处，即耳甲 5 区。

主治：十二指肠溃疡、胃溃疡、腹痛、腹泻、消化不良、胆道疾病、幽门痉挛。

运用：常用于诊断和治疗胃、十二指肠、胆囊、幽门等部位的疾病。

6. 小肠

别名：无。

定位：在耳轮脚及部分耳轮与 AB 线之间的中 1/3 处，即耳甲 6 区。

主治：吸收功能差、腹痛、腹泻、心脏疾病、口舌生疮、小便黄赤、乳少、咽喉肿痛。

运用：常用于诊断和治疗消化系统疾病。因经络学说中，心与小肠相表里，且心经火热可移于小肠，故心之疾病可用小肠治疗。小肠经循行过咽，其是动病中就有"嗌痛，颔肿不可以顾"的主症，因此还能够治疗咽喉肿痛。小肠经循行过肩胛部，因此针刺本穴可以治疗乳少。

7. 大肠

别称：无。

定位：在耳轮脚及部分耳轮与 AB 线之间的前 1/3 处，即耳甲 7 区。

主治：腹泻、便秘、咳嗽、牙痛、痤疮。

运用：常用于诊断和治疗大肠相关疾病。同时由于大肠与肺相表里，因此针刺本穴可治疗肺系疾病。又因大肠经循行过牙齿与面颊，因此针刺本穴可治疗牙痛和面颊部痤疮。

8. 阑尾

别名：阑尾 4。

定位：在小肠区与大肠区之间，即耳甲 6、7 区交界处。

主治：阑尾炎。

运用：本穴是诊断和治疗阑尾炎的要穴。

9. 艇角

别名：前列腺。

定位：在对耳轮下脚下方的前部，即耳甲 8 区。

主治：前列腺及尿道相关疾病。

运用：常用于诊断和治疗前列腺、尿道及性功能减退等相关疾病。

10. 膀胱

别名：无。

定位：在对耳轮下脚下方的中部，即耳甲 9 区。

主治：泌尿系统疾病、腰背疼痛、坐骨神经痛、后头痛。

运用：常用于诊断和治疗泌尿系统疾病。因为膀胱经循行于脊柱两侧、后头部及双下肢后侧，因此针刺本穴可治疗腰背疼痛、坐骨神经痛、后头痛。

11. 肾

别名：无。

定位：在对耳轮下脚下方的后部，即耳甲 10 区。

主治：泌尿系统疾病、生殖系统疾病、神经系统疾病、运动系统疾病、耳鸣、耳聋、先天发育不足、慢性虚劳。

运用：本穴主要有补肾、益精、填髓、大补阳气、利水消肿、强健腰膝、明目聪耳等功效，其主治与肾的生理功能密切相关。"肾主骨，生髓"，所以针刺本穴能够治疗骨骼相关疾病，如骨质疏松、关节退行性改变、骨折等；"脑为髓海"，所以针刺本穴能治疗髓海不充之症，如头晕、头昏、头痛、失眠、智力低下、痴呆、小儿脑瘫等神经系统疾病；"齿为骨之余"，所以针刺本穴能治疗肾虚牙痛、牙齿松动等疾病；"肾主水，为水脏"，所以针刺本穴能治疗泌尿系统疾病及水肿、带下；"肾藏精，主生殖"，所以针刺本穴能治疗生殖系统疾病、退行性病变、早衰、肾精不充之耳鸣、耳聋、腰膝酸软、精神萎靡、乏力等。"肾其华在发"，所以针刺本穴可治疗少年白发、脱发等。本穴可随辨证，与其他穴位相配使用。

12. 输尿管

别名：无。

定位：在肾区与膀胱区之间，即耳甲9、10区交界处。

主治：输尿管结石、尿路感染。

运用：常用于诊断和治疗尿路疾病。

13. 胰胆

别名：胰脏、胆囊。

定位：在耳甲艇的后上部，即耳甲11区。

主治：胰腺炎、消化不良、胆囊相关疾病、消化不良、偏头痛、耳鸣、耳聋、中耳炎、带状疱疹、胁肋胀痛。

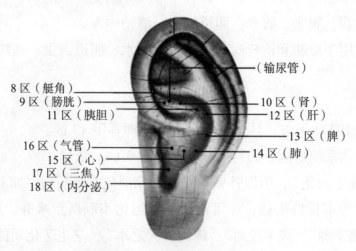

图 1-16 耳甲部穴位示意图（二）

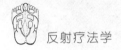

运用：同一区域，左耳为胰腺，右耳为胆囊。足少阳胆经循行过耳部、侧头、胁肋，因此，针刺本穴可治疗其循行部位的相关疾病。

14. 肝

别名：无。

定位：在耳甲艇的后下部，即耳甲 12 区。

主治：消化系统疾病、胁肋胀痛、咽干口苦、眼部疾病、妇科疾病、筋急、情志抑郁、血压升高、眩晕、贫血。

运用：本穴可治疗肝胆疾病。此外，"肝藏血"，所以针刺本穴可治疗血液病，如贫血；"肝主疏泄"，所以针刺本穴可治疗胃气上逆引起的呃逆、呕吐等，情志疏泄不及引起的抑郁、多愁善感、善太息、胸胁胀痛或胀闷不适，情志疏泄太过引起的心烦易怒、血压升高、头晕头痛、失眠多梦，机体气机不畅、脾胃升降失司引起的消化不良、腹胀、反酸等，气机不畅导致气血瘀滞而引起的少腹、乳房、胸胁胀满不适或胀痛，月经不调、痛经、经闭，气机不畅致水湿代谢受阻引起的水肿等；"肝开窍于目"，所以针刺本穴可治疗眼病。"肝主筋""诸风掉眩皆属于肝"，所以针刺本穴可治疗肌肉痉挛抽搐、筋脉拘急、肢体麻木、屈伸不利及眩晕等。肝经循行于巅顶，所以针刺本穴可治疗巅顶头痛。肝经循行"环阴器、抵少腹"，所以针刺本穴可治疗妇科、泌尿生殖系统疾病。女子以肝为先天，所以治疗妇科病症时，肝穴为要穴，可随辨证配穴。

15. 艇中

别名：腹水点、脐周、腹水、醉点、前腹膜、后腹膜。

定位：在小肠区与肾区之间，即耳甲 6、10 区交界处。

主治：腹痛、腹胀、腹水、胆道蛔虫、酒精中毒。

运用：常用于诊断和治疗腹痛、腹胀、腹水、胆道蛔虫、酒精中毒。

16. 脾

别名：无。

定位：在 BD 线下方，耳甲腔的后上部，即耳甲 13 区。

主治：消化系统疾病、妇科疾病、出血性疾病、眩晕。

运用："脾主运化"，所以针刺本穴可治疗消化系统疾病，如消化不良、腹胀、便溏及营养不良性疾病，还可治疗水湿运化不利所致水肿、肥胖、湿疹。"诸湿肿满皆属于脾""脾主统血""脾为后天之本"，又主运化而能生血，可以治疗气血不足所致头晕眼花、乏力、心悸、月经量少、面色少华等，还可治疗脾不统血所致便血、尿血，妇科疾病如崩漏以及血液病如紫癜；"脾主升清"，所以针刺本穴可治疗中气下陷所致的内脏下垂、脱肛、神疲、乏力、眩晕、泄泻；"脾主四肢肌肉"，所以针刺本穴可治疗肌肉酸痛、萎缩、无力；"脾开窍于口"，所以针刺本穴可治疗口腔溃疡、唇炎等。本穴可随辨证，与其他穴位相配使用。

17. 心

别名：无。

定位：在耳甲腔正中凹陷处，即耳甲 15 区。

主治：心血管疾病、血液病、口舌生疮、失眠、健忘、癔病。

运用："心主血脉"，所以针刺本穴可治疗心血管疾病和血液病；"心藏神"，所以针刺本穴可治疗神志异常，如失眠、健忘、癔病；"心在窍为舌"，心火旺盛常表于舌，所以针刺本穴可治疗口舌生疮；"心在液为汗"，所以针刺本穴可治疗汗液排泄异常，如多汗、无汗。

18. 气管

别名：无。

定位：在心区与外耳门之间，即耳甲 16 区。

主治：咳嗽、哮喘。

运用：常用于诊断和治疗呼吸系统疾病及咽喉部疾病，能止咳、化痰、平喘、利咽。

19. 肺

别名：支气管、结核点。

定位：在心、气管区周围处，即耳甲 14 区。

主治：咳嗽、咳喘、胸闷、便秘、鼻炎、皮肤病、感冒、肥胖。

运用：常用于诊断和治疗肺系相关疾病。"肺主气司呼吸"，所以针刺本穴可治疗各类呼吸异常，喘咳、气逆等症；"肺主行水"，所以针刺本穴可治疗咳逆上气、小便不利、水肿等症；"肺朝百脉，主治节"，所以针刺本穴可治疗血脉不畅引起的心悸、胸闷、咳嗽、气喘；"肺为华盖"，外感病首犯肺，则可取肺穴治之；"肺在体合皮，其华在毛"，所以针刺本穴可治疗皮肤、毛发疾病；"在窍为鼻"，所以针刺本穴可治疗鼻腔疾病如鼻炎、嗅觉失灵等；肺与大肠在经络上互为表里，所以针刺本穴可治疗便秘等大肠病症。

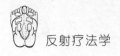

20. 三焦

别名：无。

定位：在外耳门后下，肺与内分泌区之间，即耳甲 17 区。

主治：腹胀、腹痛、水肿、便秘、肥胖、手臂外侧疼痛、耳鸣、耳聋。

运用：常用于诊断和治疗腹部三焦区域的疾病。三焦运行水谷，参与水液代谢，因此腹胀、腹痛、消化不良、水肿、便秘、肥胖等皆由三焦所主，而手少阳三焦经循行于手臂外侧，则可治疗循行区域的疼痛，三焦经循行过耳，则可治疗耳鸣、耳聋等耳部疾患。此穴近耳道口有丰富的迷走神经、舌咽神经、面神经混合支通过，又称为这三支神经的混合支刺激点，可以治疗面瘫、面肌痉挛、牙痛、舌痛、口腔疾患及语言不利。本穴还是美容和减肥的要穴。

21. 内分泌

别名：内分泌腺、屏尖。

定位：在屏间切迹内、耳甲腔的底部，即耳甲 18 区。

主治：内分泌系统疾病、单纯性肥胖、妇科疾患。

运用：针刺本穴能够抗风湿、抗过敏，治疗内分泌失调、妇科疾病、过敏性疾病及风湿免疫性疾病。

八、耳垂

（一）耳垂部分区

在耳垂上线至耳垂下缘最低点之间划两条等距离平行线，于上平行线上引两条垂直等分线，将耳垂分为 9 个区。上部由前到后依次为耳垂 1 区、2 区、3 区；中部由前到后依次为耳垂 4 区、5 区、6 区；下部由前到后依次为耳垂 7 区、8 区、9 区。

耳垂上线：亦作为对耳屏耳垂缘和耳屏耳垂缘，即耳垂与耳郭其他部分的分界线，指过屏间切迹与轮垂切迹所作的直线。

耳垂前缘：耳垂与面颊的分界线，指沿耳垂前沟所作的直线。

（二）耳垂穴位

1. 牙

别名：牙痛麻醉点、牙痛点、拔牙麻醉点、升压点、齿。

定位：在耳垂正面前上部，即耳垂 1 区。

主治：牙痛、低血压。

运用：本穴是治疗牙痛和低血压的要穴。

2. 舌

别名：上颚、下颚。

定位：在耳垂正面中上部，即耳垂 2 区。

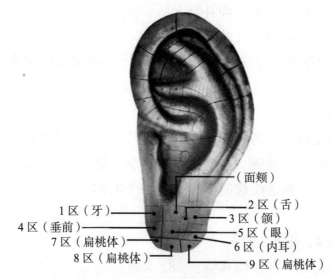

图 1-17　耳垂穴位示意图

主治：口舌生疮。

运用：常用于诊断和治疗口舌生疮。

3. 颌

别名：颌关节、上颌、下颌、牙齿。

定位：在耳垂正面后上部，即耳垂 3 区。

主治：牙痛、颞颌关节紊乱。

运用：常用于诊断和治疗牙痛、颞颌关节紊乱。

4. 垂前

别名：牙痛麻醉点、牙痛点、神经衰弱点、牙痛点 2、拔牙麻醉点、齿 2。

定位：在耳垂正面前中部，即耳垂 4 区。

主治：神经衰弱、失眠、多梦、牙痛。

运用：常用于诊断和治疗睡眠障碍、牙痛。

5. 眼

别名：面颊。

定位：在耳垂正面中央部，即耳垂5区。

主治：眼部疾病。

运用：本穴是治疗眼部疾病的要穴。

6. 内耳

别名：面颊、轮5、上5。

定位：在耳垂正面后中部，即耳垂6区。

主治：耳鸣、耳聋、内耳性眩晕、中耳炎。

运用：常用于诊断和治疗内耳性疾病，可用于诊断和治疗美尼尔氏综合征。

7. 面颊

别名：面颊区。

定位：在耳垂正面眼区与内耳区之间，即耳垂5、6区交界处。

主治：痤疮、色斑、面瘫、面痛、面肌痉挛、腮腺炎、面部扁平疣。

运用：本穴是治疗面部疾病的要穴，常用于美容。

8. 扁桃体

别名：扁桃体4、轮6、上6。

定位：在耳垂正面下部，即耳垂7、8、9区。

主治：扁桃体炎、咽炎、发热。

运用：常用于诊断和治疗扁桃体炎、咽炎、发热，多用点刺放血。

九、耳背

（一）耳背部分区

分别过对耳轮上、下脚分叉处耳背对应点和轮屏切迹耳背对应点作两条水平线，将耳背分为上、中、下三部，上部为耳背1区，下部为耳背5区；再将中部分为内、中、外三等分，内1/3为耳背2区，中1/3为耳背3区，外1/3为耳背4区。

（二）耳背穴位

1. 耳背心

别名：无。

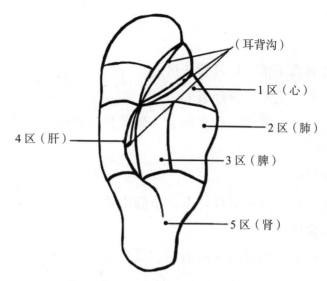

（耳背沟）

1区（心）

2区（肺）

4区（肝）

3区（脾）

5区（肾）

图 1-18 耳背部穴位示意图

定位：在耳背上部，即耳背 1 区。

主治：心悸、失眠、多梦。

运用：常用于诊断和治疗心悸、失眠、多梦。

2. 耳背肺

别名：无。

定位：在耳背中内部，即耳背 2 区。

主治：咳嗽、哮喘、感冒、皮肤瘙痒。

运用：常用于诊断和治疗咳嗽、哮喘、感冒、皮肤瘙痒。

3. 耳背脾

别名：无。

定位：在耳背中央部，即耳背 3 区。

主治：消化不良、腹胀、食欲不振。

运用：常用于诊断和治疗消化不良、腹胀、食欲不振。

4. 耳背肝

别名：无。

定位：在耳背中外部，即耳背 4 区。

主治：胁肋疼痛、消化不良、肝胆疾病。

运用：常用于诊断和治疗胁肋疼痛、消化不良、肝胆疾病。

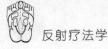

5.耳背肾

别名：无。

定位：在耳背下部，即耳背5区。

主治：头痛、头晕、神经衰弱。

运用：常用于诊断和治疗头痛、头晕、神经衰弱。

6.耳背沟

别名：降压沟。

定位：在对耳轮沟和对耳轮上、下脚沟处。

主治：高血压。

运用：常用于诊断和治疗高血压、低血压。

十、耳根

（一）上耳根

别名：郁中、脊髓1。

定位：在耳郭与头部相连的最上处。

主治：鼻衄、哮喘、心悸、神经系统疾病。

运用：本穴多用针刺或压豆。

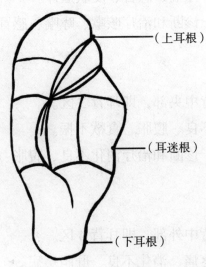

图 1-19　耳（背）根部穴位示意图

（二）耳迷根

别名：无。

定位：在耳轮脚沟的耳根处。

主治：胆囊疾病、胃溃疡、十二指肠溃疡、鼻塞、心动过速。

运用：常用于诊断和治疗胃及十二指肠溃疡、肝胆疾病、鼻塞、心动过速。

（三）下耳根

别名：无。

定位：在耳郭与头部相连的最下处。

主治：低血压、下肢瘫痪、小儿麻痹后遗症。

运用：常用于诊断和治疗低血压、下肢瘫痪、小儿麻痹后遗症。

第二章　耳穴诊断

耳部能够反映人体的身体状态，从耳郭外形、大小、肥瘦、厚薄到具体反射区的反应，都能从整体到局部投射人体的身体状况。因此，耳穴的运用常常能够将诊断和治疗有机结合，能够简便、快捷地对疾病有大致判断，同时又能够更有针对性地进行治疗。因此，耳穴诊断是耳穴治疗的基础，更是治疗选穴的重要依据。临床常用的耳诊方法以望闻问切四诊为主。

一、望诊

将患者耳部暴露在自然光下，通过肉眼观测耳部的状态，来判断患者的身体状态及疾病部位。通常观察顺序为先整体后局部、先上后下、先耳前后耳背。

第一，先观察耳郭的整体情况，外形是否完整以及大小、色泽荣枯、肥瘦、厚薄。通常，正常的耳郭外形完整，大小适度，色泽红润有光泽，肥瘦、厚薄均匀。耳郭外形有缺，如耳郭较小、色泽暗淡无光、质地瘦薄都是先天肾气不充、营养不良的表现，色泽暗淡无光及瘦薄耳也可出现在重病、长期营养不良及年老体衰之人的身上，畸形而偶有后天感染或外伤引起的缺如。反之，若耳郭过大，过于肥厚，常常要警惕内分泌疾病，尤其是高脂血症的风险。我们甚至可以通过耳朵不同结构的发育状态判断人的个性和性格。中医认为五脏六腑、精、气、血津液的相对过剩和不及引起的不协调、不平衡，可导致性情的异常，故《灵枢·通天》中有"太阴之人，少阴之人，太阳之人，少阳之人，阴阳和平之人"之分，这说明了五种人的不同性情、体态，以及针对每一种人的不同治疗方法。《灵枢·阴阳二十五人》中也将人用金、木、水、火、土分为五类又五类，一共二十五类人，并归于心、肝、脾、肺、肾五脏及其所主经脉。五脏六腑及精气、血、津液的基础一部分秉承于先天，即秉承于父母所授而藏于肾中的先天之精，耳又为肾之外窍，是肾状态在外的表现窗口之一，因此人先天的个性、体质皆可反映于耳。后天环境亦影响人的气、血、津液之盛衰和脏腑功能的协调与否，这些变化也都可反映于耳。

第二，观察耳郭局部，一般可按照先上后下、先耳前后耳背的顺序来进行，以免遗漏。局部主要观察相应的反射区是否有变色、变形、丘疹、血管充盈、脱屑等阳性反应，变色包括变红、变白（包括中间白边缘红）、色素沉着等；变形包括凹陷、突出（包括穴区肿大、结节样、串珠样改变）；丘疹包括颜色、形态、皮损、有无瘙痒等；血管充盈包括单条、网状、树枝状等改变；脱屑包括可擦净、擦不净等。有时需要触诊辅助观察。

二、闻诊

耳穴的闻诊主要在听。闻诊需要借助耳穴探测仪，测定耳穴表面皮肤的电阻、电容、电位的变化，来判断反应点。一般在耳穴敏感点上多出现电阻下降、导电量升高的反应，这些点被称为良导点。当耳穴探测仪的探针触及这些良导点时，仪器会发出声响作为提示，施术者可凭借声响的高低、频率及大小来判断阳性反应点。声调高、频率快、声音大者为强阳性，声调低、频率慢、声音小者为弱阳性，两者之间为阳性。强阳性和阳性反应点患者常伴触痛，而弱阳性点不伴触痛。

三、问诊

问诊是耳穴诊断及治疗中经常伴随使用的诊断方法，包括询问病史、疼痛反应及程度、症状缓解程度等。问诊在耳穴诊断及治疗中十分重要，它能够帮助我们提高诊治效率，缩短时间，使诊治更具有针对性。

诊前对患者病史的询问，能够让我们更快地找到患者最主要的病痛所在，而更加快捷地确定治疗方案，如患者主诉突起咽喉疼痛1天，则可在轮1至轮4、耳尖、结节、扁桃体、咽喉等部寻找反应点，并迅速给予放血治疗，而不必再一一探查。适用于急性病症。

诊后对患者病史的询问，可提高患者信赖感和依从性，如探查到颈椎、颈及锁骨部有结节，可询问患者是否有颈椎疾病，让患者感到对医者诊断的信服，以此提高信赖感和依从性。

在诊察过程中，询问患者疼痛反应，可有利于察及阳性反应点而进行准确的诊断。在治疗过程中询问患者症状缓解情况，可有助于选择下一步治疗方案，如因咽喉肿痛给予放血治疗时，在一定的泻血量后，询问患者症状改善情况，可有助于医者判断病情好转的程度，以决定是否继续治疗以及继续治疗的程度。在治疗中询问患者反应，可及时发现治疗的不良反应，如晕针，以便采取措施，避免给患者造成不必要的创伤。

第三章　耳穴治疗

第一节　耳穴操作技术

一、耳穴压豆

耳穴压豆是耳穴疗法中最常用的方法之一，是以医用胶布上覆表面光滑、圆润，质地较硬的珠形小籽（王不留行籽、油菜籽、莱菔子、六神丸、磁珠等）贴压于耳部穴位，刺激耳郭反射区，以达到预防、治疗疾病及保健强身目的的一种方法。耳穴压豆法刺激量较轻，不用刺破皮肤，因此，对于惧针者、老人、儿童及体质较弱者尤为适宜。同时，由于此法较为便捷、安全、有效，患者接受度较高，所以耳穴疗法初学者或者不具备破皮穿刺操作资格的非医疗单位从业人员（如保健行业从业者）可通过经常使用此法，来掌握耳穴知识，提高耳穴运用的实践能力。

（一）操作步骤

1. 准备

环境准备：清洁、明亮、安静、恒温的室内。

人员准备：施术者询问并记录病史，向受术者解释说明施术的原因、过程、预计产生的反应及施术后的要求，以消除受术者的畏惧心理，提高依从性。

材料准备：75% 医用酒精或安尔碘、棉球或棉签、贴于 7 毫米 ×7 毫米医用胶布上的王不留行籽耳穴贴（可自制或购买成品）、止血钳、耳穴探棒。

2. 消毒

施术者进行手消毒后，用 75% 医用酒精或安尔碘对受术者的耳部进行擦拭消毒 2 ~ 3 遍。

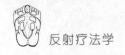

3. 探查耳穴

施术者以耳穴四诊法配合耳穴探棒探查受术者的耳郭，寻找阳性反应点。

4. 选穴

根据受术者的病史及耳穴探查结果，确定耳穴处方，一般穴位数量以 5 ~ 15 穴为宜，特殊情况可适当加减。

5. 贴压

施术者以右手持止血钳夹持胶布边缘，揭下一块 7 毫米 × 7 毫米的耳穴贴，将其贴附于受术者的耳穴之上，左手在胶布上以受术者耐受程度按压 2 ~ 3 次，确保耳穴贴稳固即可。以此法贴完所有穴位。强阳性反应点或患者主症所属穴区可对贴，以加强刺激。

6. 施术后要求

嘱受术者每日自行按压数次，每次按压 1 ~ 5 分钟，一般不少于 3 ~ 5 次 / 日，个别病症根据其发病时间进行按压，如减肥者可在饭前 15 ~ 30 分钟进行按压，疼痛者可在疼痛发作时或疼痛发作前进行按压。手法由轻到重，按压至局部出现酸麻胀痛热，以受术者耐受为度。久病、年老、体弱者手法宜轻。糖尿病及免疫功能低下者手法不宜过重，因按压过重可能引起局部皮肤破溃，而这类患者伤口不易愈合而容易引发感染。

耳穴贴压后 3 ~ 5 天更换一次，冬天可 5 ~ 7 天更换一次。如贴后耳部发痒明显，一般多为胶布过敏，自行去除即可，待皮疹消退后，可换用防过敏耳穴贴。一般情况下，每次治疗贴一侧耳郭，待下次治疗再替换另一耳，如此两耳交替，以防止穴位疲劳后，影响疗效。同时，耳穴贴压一般 10 次为一个疗程，每个疗程之间应休息 10 ~ 15 天。急性病症可视实际情况，增加治疗替换的频率。

（二）适宜人群

耳穴压豆适用于亚健康人群、慢性病患者、急性疼痛又惧针者、老人、儿童、体质较弱者。

（三）禁忌

耳郭皮肤受损，如溃疡、炎症、冻疮等不宜使用耳穴压豆。精神过度紧张、过饥、过饱、过度疲劳、醉后人群，年老体弱、重病人群，经期妇女及幼儿等，使用耳穴压豆时，手法宜轻，选穴宜少，多选补益穴位，少用清泻穴位。

耳穴压豆法具有简、效、便、廉及安全、无副作用的特点，受术者接受度高，依从性好，取材容易，费用较低，疗效迅速。同时，本法适用于内、外、妇、儿等各科急、慢性疾病的治疗及辅助治疗，非常适于临床推广运用。

二、耳针（毫针、埋针、水针、电针）疗法

耳针疗法是耳穴疗法中不可或缺的重要组成部分。广义上讲，毫针、埋针、水针、电针等都属于耳针疗法范畴；狭义的耳针疗法单指以毫针为工具，是对耳郭表面的穴位进行针刺，以达到防病、治病、保健目的的耳穴疗法。

（一）毫针法

毫针法在耳穴疗法中运用甚广，其刺激量较耳穴压豆更大，运用方法更为灵活，起效更迅速，疗效更突出，因此临床多用于治疗急证、顽固性病症，也可用于慢性病、亚健康状态的调理和保健。

1. 操作步骤

（1）准备

环境准备：清洁、明亮、安静、恒温的室内。

人员准备：施术者询问并记录病史，向受术者解释说明施术的原因、过程、预计产生的反应及施术后的要求，以消除受术者的畏惧心理，提高依从性。

材料准备：75% 医用酒精或安尔碘、棉球或棉签、0.25～0.3毫米×13～25毫米一次性无菌针灸针、耳穴探棒。

（2）消毒

施术者进行手消毒后，用75% 医用酒精或安尔碘对受术者的耳部进行擦拭消毒2～3遍。

（3）探查耳穴

施术者以耳穴四诊法配合耳穴探棒探查受术者的耳郭，寻找阳性反应点。

（4）选穴

根据受术者的病史及耳穴探查结果，确定耳穴处方，选穴数量以1～5穴为宜，尽量少而精，以减小受术者的痛苦。

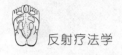

（5）施针

施术者以左手固定受术者的耳郭，暴露所取穴位，例如针刺耳郭正面穴位，一般以拇指或拇食两指固定于穴位周围，以食指和无名指托顶耳背相对区域，以保证针刺位置和深度的准确，同时又可缓解进针疼痛。施术者的右手以拇指、食指两指持针，以无名指固定针身，据穴位的不同位置和针刺要求，依慢刺法或快刺法刺入穴位，浅刺通常以针身没入皮肤而直立不倒不晃为度，针尖大约在皮下或软骨膜上，深刺一般以到达受术者的耳软骨层而不刺透对侧皮肤为度，针尖大约在耳软骨。针刺的深浅依据受术者的体质及病情需要，浅刺为补、深刺为泻。针刺角度依穴位不同位置和病情需要，选择直刺、斜刺和平刺，特别斜刺及平刺除穴位位置要求外，在透穴时亦需运用。而后依据病情需求及穴位属性，予以相应手法，亦可不予手法而直接留针。耳针手法多以捻转补泻为主，配合一些辅助手法以催气，如刮法、飞法等，一般不予提插补泻，留针时间约 20 ～ 30 分钟，体弱、年老、幼儿和惧针者可酌情减少留针时间，急性痛证、剧烈瘙痒及顽固性疾病的受术者可据需要而延长留针时间。下面对上述一些内容进行补充。

①进针法

毫针刺入皮肤的方法，在耳穴的针刺中分为快速刺法和慢速刺法。快速刺法指针刺时迅速破皮，以求最大程度减小针刺疼痛，适用于平坦易暴露的穴位，如神门、耳中、心等，刺入时要求稳、准、快，可配合呼吸进针，以缓解疼痛。慢速刺法指针刺时捻转进针，边捻转边询问受术者的感受，以确定针刺是否到位。适用于不易暴露的穴位，如需要斜刺、平刺的穴位及透穴治疗的穴位，如交感穴、艇角、肾上腺，腰骶椎透坐骨神经等。慢连刺法针刺过程较快连刺法慢，但针刺破皮时，应尽量快速刺入皮肤，以减轻痛感。

②针刺角度

刺入的毫针与皮肤表面形成的角度，主要依据耳穴所在位置的解剖特点和治疗要求而确定，分为直刺、斜刺和平刺。直刺指刺入的毫针与皮肤表面呈 90° 垂直，适用于耳甲腔的穴位；斜刺指刺入的毫针与皮肤表面呈 45° 左右倾斜，适用于大部分耳穴，如三角窝区、对耳轮区等区域的穴位；平刺指刺入的毫针与皮肤表面呈 15° 左右，适用于对耳轮区、耳舟区等区域的穴位及透刺治疗。

（6）针刺时间及疗程

针刺治疗一般隔日一次，两耳交替进行，10 次为一个疗程，疗程之间应休息 5 ～ 10 天。若急性病症可每日一次或数次，或可长留针若干小时，视受术者的体质及疾病需要而定。留针期间可每隔 10 ～ 15 分钟捻转一次，以增强针感，提高疗效。急性痛症及剧烈瘙痒的受术者可在症状发作时，或发作前进行针刺，针刺后持续行针，或加用电针，以尽快缓解症状。急性软组织扭挫伤的受术者可在针刺后行针，同时嘱受术者缓慢、柔和地活动受限患部，以求气至病所，尽快改善症状，提高疗效。

（7）施术要求

施术前必须认真、严格地做好手消毒以及受术者耳郭皮肤的消毒，针具必须使用一次性无菌针灸针。耳针针刺较耳穴压豆法刺激量大，施术者应在确保受术者可耐受情况下，进行操作，操作前应当与受术者做好沟通说明，消除受术者的畏惧心理，并应当据不同体质、不同疾病调整刺激量的大小。刺激量的大小与针具的粗细长短、针刺数量多少、手法轻重、留针时间长短及一次运用疗法种类的多少呈正比。久病、年老、体弱者手法宜轻。施术部位 3 小时内避免碰水。

2. 适宜人群

毫针法适用于急性、顽固性病症，也可用于慢性病、亚健康状态的调理和保健。

3. 禁忌

耳郭皮肤受损，如溃疡、炎症、冻疮等不宜使用毫针法；严重器质性病变伴高度贫血者不宜使用毫针法；严重心脑血管疾病患者慎用毫针法，且不可用强刺激、重手法；免疫缺陷相关疾病患者，如艾滋病患者禁用毫针法；精神过度紧张、过饥、过饱、过度疲劳、醉后人群，年老体弱、重病人群，经期妇女及幼儿等慎用毫针法，尽量用耳穴压豆代替，如必须使用毫针法，则需尽量取穴少、手法轻、留针时间短，并在针刺及留针过程中注意观察受术者的反应，以避免出现晕针等不良反应；孕妇，尤其有习惯性流产病史者禁用毫针法。

（二）埋针法

埋针法也是一种较为常用的耳穴疗法，其操作简便，疗效好，适应证广泛，因而在临床上开展也较为便捷。埋针法是将皮内针（又称揿针、嵌针）埋入耳穴中，刺激耳郭穴位，来达到防治疾病和保健强身的目的的一种疗法。其刺激量较耳穴压豆大，而较毫针针刺小，且相比之下，疼痛感也更小，运用更

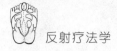

为便捷，可满足治疗时需长时间留针患者的需求，留针安全性更好。因此多用于治疗顽固性疼痛、瘙痒及发作不定时的疾病，也可用于慢性病、亚健康状态的调理和保健及惧针者。

1. 操作步骤

（1）准备

环境准备：清洁、明亮、安静、恒温的室内。

人员准备：施术者询问并记录病史，向受术者解释说明施术的原因、过程、预计产生的反应及施术后的要求，以消除受术者的畏惧心理，提高依从性。

材料准备：75% 医用酒精或安尔碘、棉球或棉签、一次性无菌揿针（型号据刺激强度而定）、耳穴探棒。

（2）消毒

施术者进行手消毒后，用 75% 医用酒精或安尔碘对受术者的耳部进行擦拭消毒 2 ～ 3 遍。

（3）探查耳穴

施术者以耳穴四诊法配合耳穴探棒探查受术者的耳郭，寻找阳性反应点。

（4）选穴

根据受术者的病史及耳穴探查结果，确定耳穴处方，选穴数量以 3 ～ 5 穴为宜，尽量少而精以减少受术者的痛苦，具体数量可根据受术者的体质、耐受程度、病症等实际情况而定。

（5）施针

施术者以右手持止血钳夹持胶布边缘，揭下一块约 7 毫米 ×7 毫米的揿针，将其接近与皮肤表面，左手覆于胶布上，快速稍用力按压，使针尖迅速刺入穴区内，以受术者耐受为度按压 2 ～ 3 次，确保揿针贴稳固即可。以此法贴完所有穴位。

（6）施术要求

施术前必须认真、严格地做好手消毒以及受术者耳郭皮肤的消毒，针具必须使用一次性无菌揿针。埋针疗法较耳穴压豆法刺激量大，施术者应在确保受术者可耐受情况下，进行操作，操作前应与受术者做好沟通说明，消除受术者的畏惧心理，并据不同体质、不同疾病调整刺激量大小。刺激量的大小与针具的粗细长短、针刺数量多少、手法轻重、留针时间长短呈正比。久病、年老、体弱者手法宜轻。

（7）施术后要求

嘱受术者每日自行按压数次，每次按压 1 ~ 3 分钟，一般不少于 2 ~ 3 次 / 日，个别病症根据其发病时间进行按压，如减肥者可在饭前 15 ~ 30 分钟进行按压，疼痛者可在疼痛发作时或疼痛发作前进行按压。手法由轻到重，按压至局部出现酸麻胀痛热，以受术者耐受为度。久病、年老、体弱者手法宜轻。埋针期间切勿浸湿耳郭，以避免感染。夏季及气候炎热时不宜使用此法，若使用，则需加强穴区消毒，嘱受术者埋针后注意观察，如耳郭红肿、胀痛，则已发生感染，需立即起针并做抗感染处理。若不感染，则 1 ~ 2 天更换一侧耳郭，以保持清洁。春季可 2 ~ 3 天更换一次，冬季可保持 5 ~ 7 天。每次埋一侧耳郭，两耳交替。通常 10 次为一个疗程，疗程之间应休息 10 ~ 15 天。急性病症可据实际情况，增加治疗替换的频率。

2. 适宜人群

埋针法适用于顽固性疼痛、瘙痒及发作不定时的疾病，也可用于慢性病、亚健康状态的调理和保健及惧针者。

3. 禁忌

耳郭皮肤受损，如溃疡、炎症、冻疮等不宜使用埋针法；糖尿病及免疫功能低下患者慎用埋针法，因患者伤口不易愈合，可能引发感染；严重器质性病变伴高度贫血者慎用埋针法；严重心脑血管疾病患者慎用埋针法，且不可用强刺激、重手法；免疫缺陷相关疾病患者，如艾滋病患者禁用埋针法；精神过度紧张、过饥、过饱、过度疲劳、醉后人群，年老体弱、重病人群，经期妇女及幼儿等慎用埋针法，可用耳穴压豆代替，如必须使用埋针法，则需尽量取穴少、手法轻、留针时间短；孕妇，尤其有习惯性流产病史者禁用埋针法。

（三）水针法

水针法又称为穴位注射法，是选用少量药物注射液注入耳郭穴位，通过药物的药理作用和针刺、药物对穴位的刺激作用，发挥耳穴功效，达到防治疾病的目的的一种综合疗法。其操作简便，用药量小，对某些疾病疗效迅速，适宜临床开展。

1. 操作步骤

（1）准备

环境准备：清洁、明亮、安静、恒温的室内。

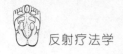

人员准备：施术者询问并记录病史，向受术者解释说明施术的原因、过程、预计产生的反应及施术后的要求，以消除受术者的畏惧心理，提高依从性。应当提前就水针法及治疗后可能出现的正常和异常反应，向受术者清晰说明。

材料准备：75% 医用酒精或安尔碘、棉球或棉签、1 毫升一次性无菌注射器、注射液、耳穴探棒。

常用药物：中药制剂有黄芪注射液、复方当归注射液、板蓝根注射液、丹参注射液、川芎嗪注射液、柴胡注射液、鱼腥草注射液、清开灵注射液；维生素类制剂有维生素 B1、维生素 B12、维生素 C、维生素 K；局部麻醉剂有利多卡因、普鲁卡因；激素类药物有强的松龙、氢化可的松；生物制品有胎盘组织液；镇静类药物有苯巴比妥、氯丙嗪；其他药物有解痉药硫酸阿托品和山莨菪碱、呼吸道平滑肌松弛药氨茶碱、神经营养药神经生长因子、ATP、辅酶 A 及 5% ~ 10% 葡萄糖、生理盐水、注射用水、蒸馏水等。

（2）消毒

施术者进行手消毒后，用 75% 医用酒精或安尔碘对受术者的耳部进行擦拭消毒 2 ~ 3 遍。

（3）探查耳穴

施术者以耳穴四诊法配合耳穴探棒探查受术者的耳郭，寻找阳性反应点。

（4）选穴

根据受术者的病史及耳穴探查结果，确定耳穴处方，选穴数量以 3 ~ 5 穴为宜，尽量少而精，以减少受术者的痛苦，具体数量可视受术者的体质、耐受程度、病症等实际情况而定。

（5）操作方法

消毒后，先用 1 毫升注射器抽取适量药液，排净空气，施术者以左手固定受术者的耳郭，充分暴露所选穴位，绷紧周围皮肤组织，以固定穴位、减小痛感，右手拇指、中指和无名指持稳注射器，食指固定针栓，瘦薄部位可用左手拇指、食指两指捏起注射部位，将针头斜面对准穴位，迅速刺入针头的 2/3，刺入深度一般在皮下或至软骨层，以不穿透另一侧为度，放开左手固定针栓，轻轻回抽无回血，即可缓慢推注药液，一般每穴药液注入量大约为 0.1 ~ 0.3 毫升，以局部隆起一颗黄豆大小的皮丘为度。注射完毕后，退针的同时以棉球或棉签轻轻按压局部，以防止药液外溢或局部出血，禁止局部按揉。

（6）疗程

每日或隔日一次，5次为一个疗程，疗程之间应休息3天。

（7）注意事项

治疗前应当向受术者说明治疗特点和治疗后的正常反应，如酸胀感和胀痛感，可因个体对药物吸收能力不同而持续不同时间，一般最长一天后不适感可消失；操作时注意严格地遵守无菌操作规程，避免感染，如局部出现红肿、发热，甚至流脓等提示局部感染，应当及时做抗感染处理；药物选择应当避免刺激量大、毒副作用强的药物，以避免引发可能的危险，可能导致过敏的药物必须先做皮试，如红花注射液、青霉素等；打开药物之前做好"三查七对一注意"，即操作前、操作中、操作后都应检查药品的有效期，配伍禁忌，药品有无变质、浑浊，药品的安瓿有无破损，瓶盖有无松动，查对床号（或门诊号）、姓名、药名、剂量、时间、浓度、用法等；孕妇、经期妇女禁用活血药物，刺激量宜轻；首次治疗者、惧针者、年老体弱孕者不易使用刺激量大的药物，且应尽量精减穴位及注射药量。

2. 适宜人群

水针法适用于顽固性疼痛、瘙痒及发作不定时的疾病，也可用于慢性病、亚健康状态的调理和保健及惧针者。

3. 禁忌

耳郭皮肤受损，如溃疡、炎症、冻疮等不宜使用水针法；严重器质性病变患者慎用水针法，且不可用强刺激、重手法；免疫缺陷相关疾病患者，如艾滋病患者禁用水针法；精神过度紧张、过饥、过饱、过度疲劳、醉后人群，年老体弱、重病人群，经期妇女及幼儿等慎用水针法，可用其他疗法代替，如必须使用水针法，则需尽量取穴少、手法轻、药量少；孕妇，尤其有习惯性流产病史者禁用水针法。

（四）电针法

电针法是在毫针针刺的基础上，在针具上通以接近人体生物电的微量电流，利用针和电的结合刺激穴位，以达到防治疾病的目的。电针仪通过对针具输出不同波形的脉冲电，给予穴位不同规律和频率的刺激，从而达到增强疗效的作用。从某种程度上说，电针代替了人工行针，节省了人力，提高了临床效率。电针稳定性较强，在科研试验中能比较精确、客观地控制刺激量。

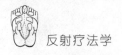

目前，电针无论是对于耳穴，还是体穴的针刺，在临床上的运用都较为广泛。

1. 操作方法

按毫针针刺规程操作完毕后，将电针仪输出电位调至"0"位，然后开启电源，观察指示灯正常，将导线连接的两极分别接在两个针柄上，一般以主穴接正极，配穴接负极，亦可不分正负而任意接，然后选好适用波形，边询问受术者感受，边缓慢、匀速地调整电流输出，大小以受术者耐受为度。通电时间一般在 10 ~ 15 分钟，一些顽固性疾病在受术者可耐受情况下，可通电至 30 分钟或更长。治疗结束后，先逐渐将输出电位归"0"，然后卸下输出导线，再关闭电源，而后按治疗要求起针。每日一次或隔日一次，两耳交替进行，10 次为一个疗程，疗程之间应休息 5 ~ 10 天。急性病症可每日一次或数次，可长留针若干小时，视受术者的体质及疾病需要而定。电针可配合毫针的治疗时间来使用。

2. 波形选择[1]

（1）连续波

密波：每秒 50 ~ 100 次的连续波能降低神经应激功能，常用于止痛、镇静、缓解肌肉和血管的痉挛、针刺麻醉等；疏波：每秒 2 ~ 5 次的连续波的刺激作用较强，能引起肌肉收缩，提高肌肉韧带的张力，对感觉和运动神经抑制发生较慢，常用于治疗痿证和各种肌肉、关节、韧带、肌腱的损伤。

（2）疏密波

疏密波是疏波和密波自动交替出现的一种波形，交替持续的时间为 1.5 秒，能克服单一波形容易产生适应性的缺点。疏密波的动力作用较大，治疗时兴奋效应占优势，能增加代谢，促进血液循环，改善组织营养，消除炎症水肿，常用于扭挫伤、关节周围炎、坐骨神经痛、面瘫、肌无力、局部冻伤等。

（3）断续波

断续波是有节律地时断时续自动出现的一种波形，断时在 1.5 秒时间内，无脉冲电输出，续时是密波连续工作 1.5 秒，机体不易产生适应性。断续波的动力作用颇强，能提高肌肉组织的兴奋性，对横纹肌有良好的刺激、收缩作用，常用于治疗痿证、瘫痪等。

① 参见王启才：《新世纪全国高等中医药院校规划教材（第二版）针灸治疗学》（供医药学专业用），北京，中国中医药出版社，2007。

3.注意事项

开始治疗前，应先开启电源，再连接导线，结束时应先卸下导线，再关闭电源，避免电源开启和关闭时，突然的电流冲击给受术者造成不适、惊吓和恐慌；启动电源前，应检查输出电位是否为"0"，治疗后也应及时归"0"，避免产生突然的和过量的刺激，给受术者造成不适和恐惧；治疗过程中不能突然快速增减输出量，以避免引起肌肉强烈收缩而致滞针、弯针、折针或晕针；使用前应仔细检查电针仪，避免因仪器损坏而导致的漏电或其他问题，带来安全隐患；使用前应认真检查针具，发现损坏、有缺陷、腐蚀者，应及时剔除，可用棉花检查针尖，若刺入后，拔出不带纤维者，即可使用，还需检查针身和针柄连接处是否牢固，避免使用电针过程中出现断针现象，发生危险；避免使用温针烧灼后，表面氧化的针具，因其无法导电而影响疗效。

初次使用电针者应在治疗前，针对电针法及其治疗中、治疗后反应，向受术者做出清晰的解释说明，消除受术者的畏惧心理，帮助其更好地配合治疗。治疗过程中应当遵从刺激量由小到大的规律，缓慢调节，刺激量大小及补泻原则同毫针针刺。由于耳郭较小，穴位密布，同一导线连接的两个穴位应相隔一段距离，且通电时两根毫针不能相触，避免短路，同一导线的正负两极不能跨越人体正中线。

4.适宜人群

电针具有良好的止痛、镇静、改善局部组织循环代谢、消炎、改善肌肉张力、抑制肌肉痉挛的作用，因此临床上可用于各种痛证、脏腑功能不调、运动系统疾病、神经系统疾病。尤其是针刺麻醉时，电直法是较为常用的疗法。

5.禁忌

心脏病患者慎用电针法，装有心脏起搏器者禁止使用电针法；精神过度紧张、过饥、过饱、过度疲劳、醉后人群，年老体弱、重病人群，经期妇女及幼儿、孕妇不宜使用电针法；免疫缺陷相关疾病患者，如艾滋病患者禁用电针法。

三、放血疗法

放血疗法也称刺络疗法（在职业医师指导下进行），是以采血针具刺破穴位的表面皮肤，使其溢出或挤出适量血液，达到活血通络、祛瘀生新、泻热除烦的功效，以防治疾病的一种治疗方法。此法疗效迅速、操作简便而安全，在临床上运用十分广泛。

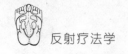

（一）操作步骤

1. 准备

环境准备：清洁、明亮、安静、恒温的室内。

人员准备：施术者询问并记录病史，向受术者解释说明施术的原因、过程、预计产生的反应及施术后的要求，以消除受术者的畏惧心理，提高依从性。

材料准备：75% 医用酒精或安尔碘、棉球或棉签、一次性无菌采血针或三棱针、一次性无菌手套。

2. 穴位准备

在施术前先搓揉耳郭，使其血管充盈、扩张。

3. 消毒

施术者进行手消毒后，用 75% 医用酒精或安尔碘对受术者的耳部进行擦拭消毒 2 ~ 3 遍。

4. 施针

施术者以左手固定受术者穴位局部，并暴露针刺部位，右手持针具快速点刺被试的穴位，刺破皮肤后，左手轻轻按揉局部使出血流畅，右手持棉签或棉球轻轻擦拭出血部位，待无血流出时，再更替下一个穴位。

5. 施术要求

施术前必须认真、严格地做好手消毒以及受术者耳郭皮肤的消毒。针具必须使用一次性无菌采血针。施术者戴一次性无菌手套进行施术，施术者应在确保受术者可耐受情况下，进行操作，操作前应与受术者做好沟通说明，消除受术者的畏惧心理，并据不同体质、不同疾病调整刺激量大小。刺激量的大小与手法轻重、穴位多少及放血量的多少呈正比。久病、年老、体弱者手法宜轻。放血量一般以溢出的血液颜色由深转浅或症状明显改善为度，急性病症、热症、痛症、实症可适当增加刺激量，甚至每日治疗 1 ~ 2 次。虚症或体弱者应酌情减少穴位数及放血量，并延长治疗频率，每周 2 ~ 3 次即可。

6. 施术后要求

嘱受术者 24 小时内局部切勿沾水、触碰不洁物，避免感染。治疗后穴位局部有轻微肿胀，属正常情况，可自行消退。若局部明显红肿、热痛，甚至有脓血溢出，则为局部感染，需及时做抗感染处理。久病、年老、体弱者手法宜轻。夏季及气候炎热时，加强穴区消毒，保持清洁。

（二）适宜人群

放血疗法适用于各类实热、虚热、痛症、实症、血瘀症等。

（三）禁忌

耳郭皮肤受损，如溃疡、炎症、冻疮等不宜使用放血疗法；糖尿病及免疫功能低下患者慎用放血疗法，因患者伤口不易愈合，可能引发感染；严重贫血、低血压、身体极度虚弱者禁用放血疗法；烈性传染病患者，如艾滋病、乙肝等患者禁用放血疗法；凝血障碍者，如血小板减少性紫癜患者禁用放血疗法；精神过度紧张、过饥、过饱、过度疲劳、醉后人群，年老体弱、重病人群，经期妇女及幼儿等慎用放血疗法，如必须使用放血疗法，则需尽量取穴少、手法轻、留针时间短；孕妇，尤其有习惯性流产病史者禁用放血疗法。

四、耳穴按摩

耳穴按摩是一种耳穴疗法，是通过按、揉、掐、点等按摩手法，刺激耳郭穴位，以达到通经活络、补肾聪耳、改善脏腑机能及气血循环的功效的一种方法。

全耳的按摩能够起到补肾聪耳、改善耳部乃至头部循环的功效，对失眠、耳鸣、耳聋、头昏等疾病有较好的疗效，耳部局部穴位的按摩能够调理其所代表区域的相关疾病，配合耳穴压豆疗效更佳。耳穴按摩的方法主要有：

（一）按摩全耳

将双手掌心相对进行摩擦，待发热后，紧贴耳郭前面，待温度散尽后，再次摩擦发热，紧贴耳郭背面，如此反复 6 次，可达到温通耳脉、通经活络的功效，同时有补肾阳之功，因此具有抗衰老的保健功效。

（二）拉耳郭

用食指、拇指按下、右、上、左的顺序自内向外提拉耳垂、耳轮、耳尖、耳屏等部，每次每部 3 次，循环 3 周。提拉力量以受术者的耐受为度，由轻至重，循序渐进进行。

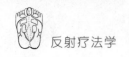

（三）摩耳轮

用拇指和食指桡侧缘相对置于耳郭两侧，从上至下，来回往返进行推摩，至耳部有热感、胀感即可，通常每次 2～3 分钟。在摩耳轮的过程中，如触及结节、痛点等阳性反应点，可稍加力按揉。

（四）扫外耳

用双手将耳郭由后向前拨动，同时手掌面擦过耳郭，此时可听到皮肤的摩擦音，连续操作 15 次即可。

（五）拔双耳

用双手食指插入外耳道（即耳孔），左右旋转 90°，左右为 1 次，重复 3 次后，立即拔出，这对于听力提高有促进作用。

（六）鸣天鼓

以两手掌掌根紧贴于耳屏部，掌心贴附于耳郭正面，拇指及小指分别固定于耳郭上下，其余三指轻轻叩击脑后枕部，或可以食指压于中指上，以中指叩击枕骨，可闻及击鼓声样"咚咚"声，连续叩 60 响。而后以五指固定于耳后头部，掌心紧压外耳道，3～5 秒后放开，一压一放为 1 次，共 9 次。此为一轮，每日可做 1～3 轮。此法对改善听力及脑部循环、改善睡眠有佳效。

（七）搓揉耳部

以拇指或食指对耳屏、上下耳根、耳背进行搓揉，至耳部发热即可，一般操作 30～40 次，稍长亦可。

（八）摩全耳

最后用指腹及指关节桡侧面轻柔地摩揉全耳以放松。

耳部局部穴位的按摩在全耳按摩的基础上，可据受术者病症，增加局部穴位的点、按、掐等手法，若配合耳穴压豆进行按摩，疗效更佳。选穴同其他耳穴疗法，在此不再赘述。

耳穴的治疗方法较为丰富，临床运用也很灵活，以上几种为临床中较常用且效果较好的方法，由于篇幅所限，还有很多疗法，如耳灸法、耳穴隔治法、贴膏法、激光疗法、耳穴吹振法等不能——介绍，甚为遗憾，今后有机会再与大家共同学习、分享。

第二节　常见病及美容的耳穴应用

一、急慢性扁桃体炎

急性扁桃体炎：耳尖、结节、轮1至轮4、扁桃体等穴，据病情轻重，1～4穴或双侧进行放血，可配合井穴放血治疗，疗效突出。

慢性扁桃体炎：上述穴位每周放血治疗1～2次，并配合扁桃体、咽喉、肺、内分泌、肾上腺等穴，据病情隔日或隔两日针刺，不能接受针刺者，可予耳穴压豆3～4日替换一耳。

二、急慢性咽炎

急性咽炎：轮1至轮4、耳尖、屏尖等穴，据病情轻重，选择穴位数量和治疗频率，可配合井穴放血治疗，疗效突出。

慢性咽炎：上述穴位每周放血治疗1～2次，并配合咽喉、肺、内分泌、肾上腺等穴，据病情隔日或隔两日针刺，不能接受针刺者，可予耳穴压豆，3～4日替换一耳。

三、急慢性结膜炎

急性结膜炎：耳尖、结节、眼、屏尖等穴，据病情轻重，选择穴位数量和治疗频率，可配合井穴放血治疗，疗效突出。

慢性结膜炎：上述穴位每周放血治疗1～2次，并配合眼、肝、肺等穴，据病情隔日或隔两日针刺，不能接受针刺者可予耳穴压豆，3～4日替换一耳。

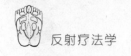

四、肥胖

减肥者可予肥胖部位相应耳穴区、内分泌、神门、下屏、脾、皮质下等穴为主穴，配以肺、胃、肝、肾、三焦、口、大肠等穴，进行耳穴压豆或埋针，主穴每次都取，配穴每次 3 穴相配，疗程可参见耳穴压豆和埋针法部分。嘱受术者三餐前 15 ~ 30 分钟进行按压，每次按压 1 ~ 3 分钟，至局部酸胀、耳郭发热即可。

五、项痹

项痹即颈椎病，可取颈、颈椎、神门、肾为主穴，配以肝、脾，若有上肢症状如上肢无力、疼痛、窜麻，可配合上肢部相应耳穴，若有头晕、头痛，可配枕、脑干等。上述穴位据病情隔日或隔两日针刺，不能接受针刺者，可予耳穴压豆或埋针治疗。

六、腰痛

包括腰突症、腰肌劳损等，以腰部疼痛为主症的运动系统疾患，可取腰骶椎、腹、神门、肾为主穴，配以肝、脾，若有下肢症状，如上肢无力、疼痛、窜麻，可配合下肢部相应耳穴，若有坐骨神经症状者，可配臀、坐骨神经、交感，取腰骶椎至交感穴透刺。上述穴位据病情隔日或隔两日针刺，不能接受针刺者，可予耳穴后埋针治疗。

七、便秘

便秘患者可取大肠、直肠、三焦、脾、腹、肺、皮质下等穴，据病情隔日或隔两日针刺，不能接受针刺者，可予耳穴压豆或埋针治疗。

八、假性近视

可取眼、肝、肾、脾、目 1、目 2 等穴进行耳穴压豆，每日按压 3 ~ 5 次，

3～4日更替一侧，久视疲劳后，可加强按压。

九、失眠

可予耳尖穴放血每周2～3次，并配合心、肾、神门、枕、皮质下、胃等穴，多梦易惊者还可配胆穴，上述穴位据病情隔日或隔两日针刺，不能接受针刺者，可予耳穴压豆或埋针治疗，将王不留行籽替换为磁珠或在揿针上加磁片、磁珠，疗效更佳，若用加磁法，需密切观察，或在磁珠下加棉隔断，谨防出现浆液性耳软骨炎。

十、呃逆

对于呃逆，可在耳中、神门、胃、肝、交感、皮质下等穴位毫针针刺，疗效佳，可针刺后，在另一侧耳进行压豆或埋针治疗，以巩固疗效。另嘱受术者忌暴饮暴食、忌生气、忌食寒凉。

十一、消化不良

对于消化不良，可选脾、胃、肝、皮质下、小肠、大肠等穴，若兼腹胀，还可配三焦，在上述穴位可予耳穴压豆3～4日替换一耳。嘱受术者三餐前15～30分钟进行按压，每次按压1～3分钟，至局部酸胀、耳郭发热即可。

十二、落枕

落枕表现为局部肌肉因不良姿势而致扭挫伤或受风、受寒后，致局部经脉不通而引起的肿胀、疼痛，需在颈、颈椎、锁骨、神门等穴以动体位针刺，疗效较好，据疼痛部位在耳穴相应区域寻找反应点，而后以毫针刺入得气后，行捻转泻法，同时嘱受术者轻轻向受限方向活动颈项部，常可达到一针即愈的疗效，若疼痛剧烈，可配合神门、肾上腺、皮质下等穴，达到止痛、消炎的功效。

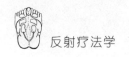

十三、痛经

对于痛经，可以内生殖器、肝、脾、神门、皮质下、内分泌为主穴，以肾、盆腔、腹、交感为配穴，主穴每次皆用，配穴每次去 1~2 穴相配。平素可予耳穴压豆治疗，急性疼痛时，可针刺内生殖器、神门、交感，以止痛。

十四、荨麻疹

对于荨麻疹，可予耳尖、屏尖等穴，每周放血治疗 1~2 次，并以皮疹相应部位耳穴区、风溪、肾上腺、内分泌、肺为主穴，配以肝、脾、胃、耳中等穴，进行耳穴压豆或针刺，若瘙痒剧烈，加交感、枕。

十五、美容

对于美容，可以面颊、肝、脾、肺、内分泌为主穴，每周 1~2 次进行耳穴压豆，并嘱受术者每日按压 3~5 次。此组穴位还可用于面部痤疮、面斑等的治疗主穴，配穴可以是辨证后所取的相应脏腑穴位。

十六、恶心呕吐

对于恶心呕吐，以胃、贲门、耳中、神门为主穴，若症状较重，可加枕、交感，辨证为肝气犯胃者加肝穴，脾胃虚弱者加脾、皮质下，痰湿中阻者加脾、三焦，症状剧烈、急性发作者可予毫针针刺，症状相对平缓或慢性发作者可予耳穴压豆或埋针治疗。此组穴位亦可用于晕车、晕船、晕机的治疗。

第三节 耳穴疗法施术的注意事项 及异常情况处理

一、操作注意事项

具体注意事项及其适应证、禁忌症均已在各项疗法中有详细说明，治疗前应当详细询问病史，有禁忌症者应选择给予适宜、安全的疗法。特殊患者，如老人、幼儿、孕妇、极度虚弱患者、特殊疾病患者应当选择适宜疗法，以保证安全。治疗时应当严格按照无菌操作规程进行操作，直接接触皮肤及需刺破皮肤的治疗用品必须使用一次性无菌用品。治疗后应当及时向患者交代后续注意事宜及配合治疗的方法，以提高疗效，避免感染等不良反应的出现。

二、异常情况处理

耳穴疗法较为安全，一般很少出现较为严重的治疗反应，但由于个体差异、刺激量过大、操作不当及一些精神情志因素，所以可能出现晕针、感染的情况，特将处理方法记述如下，以供参考。

（一）晕针

晕针是一种针刺后的反应，患者多因体质虚弱、刺激量过大或精神情志过度紧张所致，症状表现为突然出现头晕、恶心、心慌、出冷汗、四肢无力且发凉、面色苍白，严重者可出现神志昏迷、四肢厥逆、唇甲青紫、脉微欲绝。此时测量血压可有明显下降。

处理：立即停止针刺，将针起出。扶患者平卧，松解衣扣、腰带，覆被，注意保暖，安抚患者放松心情，避免情绪紧张而加重症状，予温热的白水或糖水，症状轻者，休息片刻即可恢复。症状重者可掐按或针刺体穴水沟穴（人中）、素髎、合谷、内关、太冲、足三里、涌泉，亦可用耳穴肾上腺、心、皮质下等穴，或灸百会、关元、神阙、气海等强壮穴，一般即可恢复。若不恢复，可考虑采用现代急救措施。

预防：晕针多与刺激度不当、身体不耐受及精神过度紧张有关。因此，预防晕针的发生，需注意以下几点：第一，患者身体过度虚弱，精神过度紧张，或过饥、过饱、大渴、大汗、大出血、疲劳、大泻之后，避免进行针刺。身体极度虚弱不能耐受者可减少穴位、减轻手法或使用其他相对温和的治疗方法代替；精神过度紧张者，在治疗前应做好解释、说明工作，安抚好患者的情绪，消除其畏惧、紧张的心理，选择舒适体位，给予的刺激量由小至大慢慢调整；饭后半小时内不宜针刺；过饥、大渴患者，应适当进食或饮水后，休息半小时以上，再予针刺；疲劳患者嘱其安静休息后，再予治疗。第二，医者守神专一，针刺时刺激量由小至大循序渐进。体弱、惧针或初诊患者避免使用过重手法。治疗时密切关注患者反应，询问其感觉，发现有头晕、心慌、出冷汗等晕针先兆，立即停止操作，起出全部针具，按照晕针处理方法进行处理。

（二）感染

治疗过程中或治疗后，耳郭皮肤会受到细菌感染，而引起红肿、疼痛、渗出、化脓等不良反应。轻则局部耳郭红肿、热痛，重则出现化脓性耳软骨膜炎，引起软骨的溃烂、损伤，而致耳郭畸形。

处理：初期耳郭出现红肿、疼痛时，可外敷抗生素药膏，如红霉素软膏等，或用饱蘸安尔碘的无菌棉球敷于患部，并用 TDP 红外治疗灯照射，每日 20 ～ 30 分钟。亦可配用肾上腺穴针刺（局部无创情况下），以预防炎症发展。

若已形成耳软骨膜炎，需配合抗生素口服，应及时就医，请医师指导用药。

若病情进一步发展，耳郭软骨出现坏死，需转至外科，予外科切除。

预防：严格按照无菌操作要求，进行皮肤、手、器具的消毒及施术。若行埋针疗法，应当及时更替观察。做好患者的说明工作，避免因创口污染引起感染。

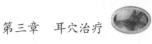

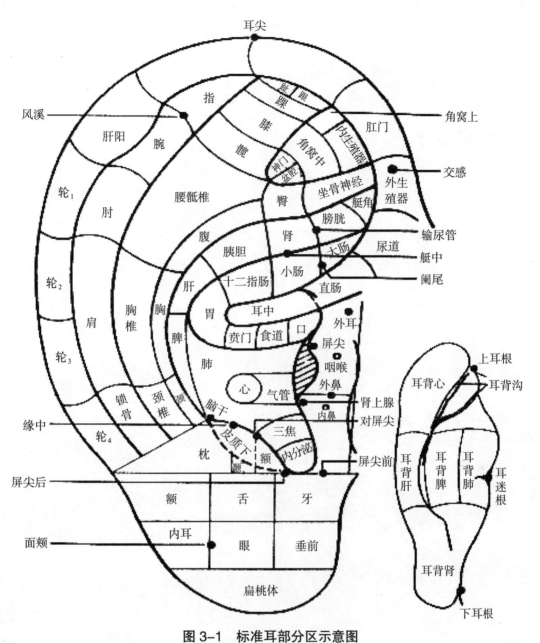

图 3-1　标准耳部分区示意图

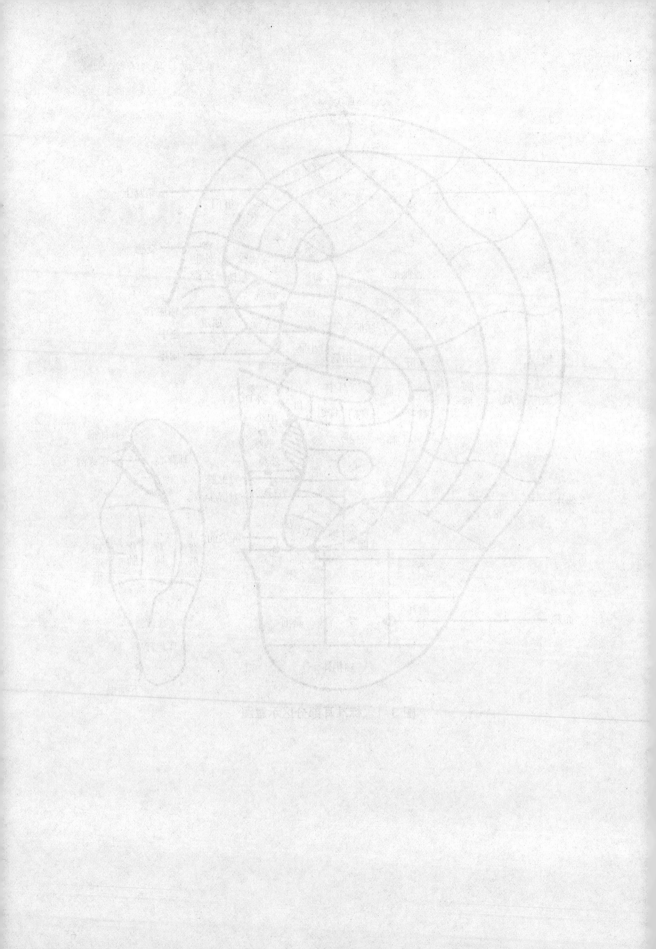

中篇

足部反射疗法

第四章　足部反射区按摩

人是自然界的一部分，人的生老病死是自然规律。随着人们物质生活和精神生活水平的提高，人们都希望自己能健康长寿，度过健康而又幸福的一生。这是现代人积极追求而又在不断探索的课题。人不可能长生不老，也无法抗拒死亡的自然规律。但是，延年益寿、延缓衰老，以享受人间的自然年寿，却并非梦想，也不是可望而不可及之事。关键在于人们在当前这种讲求高效率、快节奏的生活方式中，如何加强自我保健。现代医学科研证明，人类的生命进程确实存在着一定程度的可逆性，这是养生防病、祛病延年的科学依据。手足是人体重要的外部器官，机体生命力的旺盛与衰弱，在很大程度上取决于手足功能的强盛与否。一般来说，手足灵活，说明四肢发达，人体生命力旺盛；手足羸弱、行动迟缓，说明人体机能衰弱或衰老。

足是人体重要的组成部分，处在人体最低部位，由 52 块骨骼、66 个关节、40 条肌肉和多条韧带组成。这些解剖特点使双足既结实有力，又动作灵活，十分协调地承受着身体的全部重量，与身体健康有着密切关系。早在 1400 多年前，我国古代医学家孙思邈就提出了"足下暖"的科学见解，认为足部受寒，势必影响内脏（特别是脾、胃、肾的功能），引起胃痛、腰腿痛、月经不调等疾病。我国古医书记载，人有四根——耳根、鼻根、乳根、足根，足是四根之一，足为精气之根。俗话说："人老足先衰，木枯根先竭。"若把人体比喻为一棵树的话，那么足即为其根部，树根枯竭则枝折叶落、大树夭折。足作为人体的基石，如出现异常，人体的各组织器官必将出现异常。因此，双足是人体健康之基石，是人体的第二心脏。

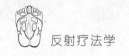
第一节　足部按摩概述

一、足部按摩的定义

中医足部按摩是运用中医基础和生物全息理论，以手指或按摩工具在人体双足相应的反射区上，施以按、压、刮等手法，调节人体各脏腑器官的生理功能，从而达到诊断疾病、治疗疾病、自我保健的目的。这种物理疗法称为中医足部按摩（足部反射区按摩）。

人体的双足合起来恰像人体的整体缩影，人体的各组织器官在人体双足都有其对应的解剖部位，即足部反射区。

二、足部按摩的起源

足部按摩是我国中医学的宝贵遗产，是运用中医理论原理，集检查、治疗和保健为一体的无创伤的自然疗法。双手是人类的骄傲，自从有了手，就可制作工具，如果不是人类用双脚站立起来，由双脚来承受全身的重量和负担行走的任务，双手就不可能解放出来。人类的脚掌有丰富的血管、神经与指挥中枢（大脑）和各个内脏器官相联接。由于双足是离人体中枢神经最远的部位，从信息传递的途径来说，是从脚到脊髓，再到大脑，而脊髓又与各个脏腑器官相联接，因此脚上存在着各脏腑器官的许多信息，脚所受的刺激也会传送到各脏腑器官。由于双脚是处于最远离心脏的部位，加上地心吸力的影响，很容易出现血液循环障碍，身体的一些有害物质很可能在这里沉积下来。因此，在人的足部可以找到与身体各部分器官相对应的敏感位置。

当人体发生疾病时，这些敏感位置可能出现压痛、酸痛、肿胀、硬结等异常现象，而易被人所感知。由原始的、感性的、偶然的发现，经过千万年的反复验证，人类终于认识到其中的规律性，即这些敏感位置与各组织器官的关系：当某一器官发生异常现象，刺激这些敏感位置时，疾患将得到缓解。刺激这些敏感位置的方法，最简单、最原始的便是用手去按揉或用脚在凹凸不平的地面、树根上踩踏，以取得治病的效果。这就是足部反射区按摩法的起源。

三、足部按摩的发展

随着社会的发展，人类文明的不断进步，各种医学理论和学说应运而生，春秋战国时期百家争鸣的局面使中华文化和医学技术都达到了空前鼎盛的状态，中医理论和实践得到了长足的发展，当时的《黄帝内经》和《黄帝岐伯按摩十卷》最早提及了足部按摩的相关理论，详细记述了经络学说、针灸疗法和按摩疗法，提出了许多新鲜的观点和实践方法，一直沿用至今。长沙马王堆古墓出土的《五十二病方》，以及同时出土的《脉法》《足臂十一脉灸经》和《阴阳十一脉灸经》，都对足部疗法有所阐述。

20世纪初，美国医生威廉以现代医学方法研究、整理了反射疗法的成果，于1917年出版了《区域疗法》一书。在该书中，他将人体垂直划分为十个反射区域，从头部延伸到四肢末端。

当前，西方国家越来越多的人意识到过份依赖化学药物产生的弊端，转而寻求各种自然疗法和替代疗法，属于中国传统医学的针灸等疗法日益受到重视，足部按摩在许多国家和地区都有人在传播和学习。

1980年，瑞士神父吴若石在中国台湾地区大力推广足部反射区健康法，被称为"若石健康法"。

改革开放以后，足部反射区健康法通过各种渠道传到内地。1990年4月，在北京举行了首次全国足部反射区健康法研讨大会。经过努力，1990年12月24日，中华人民共和国卫生部批复同意成立中国足部反射区健康法研究会，并指出："足部反射区健康法是一种简便易行、效果显著、无副作用的防病治病自我保健方法，尤其对中老年人的自我保健更有其现实作用。"据不完全统计，目前我国经过正规培训，取得职业资格证书的足部按摩保健师已近百万人，而且有巨增的趋势。

随着医疗科学的不断发展，养生保健越来越受到人们的重视。作为一种行之有效的医疗保健法，足部按摩在体现人类文明发展的同时，将顺应医学发展的潮流和方向，继续发挥其重要作用。

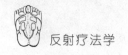

四、足部按摩的原理

（一）血液循环原理

由于心脏有节律的搏动，血液不停地在全身循环、流动，成为机体内外物质运输和交换的重要通道。当人体某个器官机能异常或发生病变时，就会产生一些对人体有害的代谢产物，沉积在循环通道上。由于足部是处于远离心脏的部位，加之地心引力的影响，这些有害物质就很容易在足部沉积下来，造成局部皮肤组织变异的现象，如皮肤变色、皮下颗粒、索条硬结节等。通过采用足部按摩，可促进局部循环、血流通畅，最终通过肾脏等排泄器官将这些沉积物排出体外，恢复脏腑器官的正常功能。

（二）经络学原理

经络学说是中医基础理论之一，也是祖国医学遗产的组成部分。现代研究证明它是客观存在的一个系统，是肉眼看不见的低阻抗、高振动音、高冷光、高红外线辐射的通道。《灵枢·海论》说："夫十二经脉者，内属于府藏，外络于肢节。"人的五脏六腑、四肢百骸、五官九窍、皮肉筋骨等组织器官，虽有各自不同的生理功能，但又互相联系、互相配合，进行有机的整体活动，使人体内外、上下、前后、左右构成一个整体，保持协调、统一。人体这种整体联系和整体活动主要是通过经络系统的联络、沟通来实现的。足部的六阴六阳经络与全身的十四经脉是互通相连的。因此，足部反射区按摩是通过经络这个通道起作用的，可达到舒经活络、调理脏腑、平衡阴阳的目的。

（三）反射学原理

人体各个系统能彼此保持密切的联系、合作与协调，是依靠复杂的体液、神经等能流系统来完成的。人体的体表和内脏到处都有丰富的感受器，当感受器接收到外界或体内环境的变化，就会引起神经冲动，沿传入神经到中枢神经，中枢神经进行分析、综合后，产生新的冲动，再沿传出神经传至器官、腺体或肌肉，使之做出相应的反应。这就是神经反射的过程。足部分布着由许多神经末梢构成的触觉、压觉和痛觉等感受器，它处于人体最远离中枢神经的部位，其信息传递的途径是"足部—脊髓—大脑"，而脊髓又与各个脏腑器官联接。因此，足部存在着人体各个部位和脏器的信息，同样足部受到的刺激也可以传递到全身，是一个反应最敏感的反射地带。所以，当人体各部位脏腑器官发生异常时，足部就会出某些相关的信息。

（四）全息理论原理

全息是物理学中的概念，指运用激光拍摄下照片，其底片的一个部分仍可以复制出整体的影像，即每一个局部都包含着整体的信息，只不过局部越小，包含的整体的信息就越少，复制出的整体形象越模糊而已。任何多细胞的生物体都是由一个受精卵或起始细胞通过细胞的有丝分裂而来的。因此，生物体上的任何一个相对独立的部分，都包含着整体的信息，这样相对独立的部分称为全息胚，如植物的枝叶，人体的手、足、耳等，这些全息胚上存在着与整体各个器官相对应的位点，而位点的排列则遵循人体解剖图谱。

人的双足与其他息胚相比，由于面积大，包含的信息丰富，所以复制的整体形象较清楚，容易辨认和掌握，而且操作简单。可见，足部按摩作为防病、治疗、保健的一种方法，具有一定的优越性。

五、足部按摩的适应症

本法对急性疾病，尤其是急性疼痛疾病，疗效快，轻者有时一次即可治愈，重者经数次按摩治疗后，也可出现显效，而后痊愈，如胃痉挛、肠痉挛、胆绞痛、心绞痛、偏头痛、急性咽喉痛、声音嘶哑、上呼吸道感染、三叉神经痛、急性扁桃体炎、痛经、落枕、急性腰伤、踝关节扭伤、急性乳腺炎、急性胃肠炎、肠痛、恶心、牙痛、急性软组织损伤、晕车、晕船、便血、肛裂等。

本法对单一慢性病只要坚持一个以上的疗程，疗效明显，有些可痊愈，如慢性胃炎、胃溃疡、十二指肠溃疡、小儿消化不良、脑外伤综合症、失眠、神经衰弱、神经官能症、高血压、眩晕症、植物神经功能紊乱、坐骨神经痛、过敏症、风湿性腰腿痛、风湿性关节炎、骨性关节炎、膝关节软组织损伤、闭经、月经不调、经前紧张综合症、颈椎病、颈肩综合症、遗尿、慢性鼻炎、慢性咽喉炎、神经性头痛、前列腺肥大、肩周炎、网球肘、下肢水肿、下肢静脉曲张、无名热等。

本法对多种病症混杂性的慢性病，即疑难杂症，需要两个以上的疗程，疗

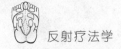
效可喜，如脑血管疾病（脑出血、脑栓塞、脑血栓后遗症），脑性麻痹，心血管疾病（严重的心律不齐、反复发作的心绞痛、冠心病），慢性肾炎，牛皮癣，糖尿病，再生障碍性贫血，子宫肌瘤，胆囊炎并胆结石，肿瘤放疗化疗的恢复期，泌尿系结石等。关键是要有"三心"——恒心、耐心、信心，贵在坚持。

六、足部按摩的禁忌症

各种严重出血病（吐血、呕血、咯血、便血、脑出血、胃出血、肠出血、子宫大出血及其他内脏出血等）患者，因为足部按摩有促进血液循环的作用，有可能引起更大的出血，所以这类患者不适宜足部按摩。

严重外伤、烧伤、骨折、胃肠穿孔、急性阑尾炎患者不适宜足部按摩。

意识不清或昏迷的病人、传染病和精神失常者不适宜足部按摩。

急性心肌梗塞且病情不稳定者不适宜足部按摩。

严重肾衰竭、心力衰竭、肝坏死等危重病人不适宜足部按摩。

女性怀孕、月经期间不适宜足部按摩，对月经不调、痛经患者可以进行按摩，但要掌握适当的力度。

七、足部按摩的特点

足部按摩仅着力于足部。

足部的面积比身体其他部位的面积要小，所以按摩的着力点也小，一般操作只用手指、手掌和手掌的大、小鱼际。

足部按摩的操作手法比一般按摩的操作手法更为细腻，技术含量更高。

足部按摩具有自己独特的特点，但总的来说，足部按摩的手法继承了中医传统按摩的手法特点，两者在实际操作中有很多值得互相借鉴的地方。

足部按摩不受任何时间、空间的限制，是自助、助人最简易且有效的方法。

足部按摩是非药物疗法，仅靠双手即可，简单易学，无需太多的医学知识，无副作用。

八、足部按摩时应遵循的规律

我们在足部按摩的实际操作过程中，要遵循一定的步骤，循序渐进地达到预期的效果。

开始足部按摩前，必须先花5分钟左右的时间，对接受按摩者的排泄器官反射区进行按摩，促进其体内新陈代谢，使有害物质迅速进入泌尿系统并排泄到体外，而不妨碍体内循环。

大脑就像是人体中央的管理控制部门，大脑及其反射区具有对应的指挥关系，按摩者应当重视对大脑反射区的按摩。

胃肠道具有消化水谷，供给人体各处所需多种营养成分的作用，如胃肠部分区域出现敏感情况，应该用3分钟左右的时间对足部的胃、十二指肠、胰腺和大肠、小肠反射区进行按摩。

按摩人体淋巴腺，能够促进淋巴细胞迅速消灭体内的有害物质，使其随着淋巴循环移至排泄系统，一般的按摩时间为2分钟左右。

九、足部按摩后的反应

足部按摩后，脚踝可能会肿胀，特别是患有淋巴阻塞的病人尤为明显，不过随着病情的好转，肿胀会自然消失。

第一次按摩后，足部反射区痛感会加重，第二次按摩时，有的反射区一碰到就痛，哪怕轻轻地按摩也很痛，这时只要轻柔地按摩几次后，痛感就会消失。

有些曲张的静脉，足部按摩后会肿胀得更为明显，这是因为静脉内血流量增加的缘故，一般两三天后就会改善。

发热常常是按摩淋巴系统反射区后的反应，这种发热是体内抵抗力增强的标志，是战胜疾病的好兆头，1～2天后即可恢复正常。

原有症状或不适感加重，这是气血滞塞的器官气血畅通的先兆，不要停止按摩，过几天就会好转。

二便出现异常，如腹泻、尿色加深、有异味等，这是毒素从大小便排出的结果，属于正常现象。

在足部按摩过程中会出现睡意、打哈欠、排气、眼和鼻的分泌物增加、脚底产生臭味、意想不到的地方产生酸麻和疼痛的感觉、尿量增加。这些都是足部按摩产生效果的反应，不必担心。

有些人足部按摩后，会出现疲倦感、头昏、兴奋、皮肤起红点、失眠、腹泻等，这些都属于正常现象，在短期内会自然消失。

第二节　足部反射区按摩的基本手法

足部反射区按摩手法有别于传统的按摩手法，有其差异性和特殊性。足部的面积相对全身面积要小，足部肌肉组织坚实、松软的程度不一，足部存在着各组织器官的反射区，其各个反射区的位置、形态各异，需要采取相应有效的特殊按摩手法。

一、基本手法

（一）拇指平推法

动作要领：用拇指罗纹面着力，在足部反射区部位做单方向的直线或螺旋移动，移动要缓慢，压力要均匀，如图 4-1 所示。

适用反射区：胸、横膈、肩胛骨、胸椎、腰椎、骶骨、髋关节、坐骨神经等反射区。

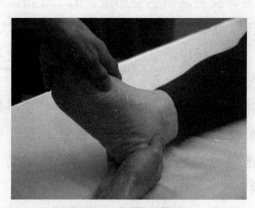

图 4-1　拇指平推法

（二）拇指旋推法

动作要领：用拇指罗纹面紧贴于足部反射区上，其余四指挟持住足部，起配合作用，用拇指罗纹面做均匀、有力地回旋推动，边推边揉，按揉结合，如图 4-2 所示。

适用反射区：鼻、三叉神经、心、脾、胃、胰、十二指肠、肛门、胸、内耳迷路、肋骨、上下身淋巴腺等反射区。

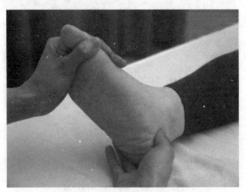

图 4-2　拇指旋推法

（三）拇指揉按法

动作要领：用拇指罗纹面紧贴于足部反射区上，其余四指挟持住足部，起配合作用，用拇指罗纹面做均匀、有力地按揉，如图 4-3 所示。

适用反射区：鼻、小脑及脑干、胃、胰、十二指肠、膝、肘、肩、颈项、三叉神经、上颌、下颌等反射区。

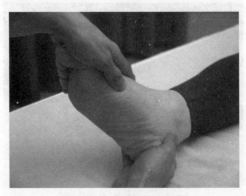

图 4-3　拇指揉按法

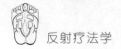

（四）拇指扣拳法

动作要领：一手拇指和其余四指相对用力挟持住足部，另一手拇指指间关节背侧面着力压刮足部反射区，如图4-4所示。

适用反射区：额窦、头、脑垂体、眼、耳、肾上腺、肾、输尿管、膀胱、肝、胆、大肠、小肠、生殖腺等反射区。

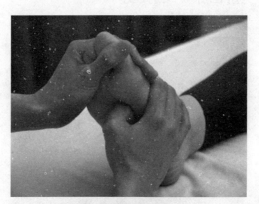

图4-4　拇指扣拳法

（五）食指钩掌法

动作要领：一手握足，另一手半握拳，食指弯曲，拇指固定，用食指近节指间关节背侧着力压刮足部反射区，如图4-5所示。

适用反射区：甲状腺、尾骨内侧、尾骨外侧、髋关节、子宫、前列腺、生殖腺等反射区。

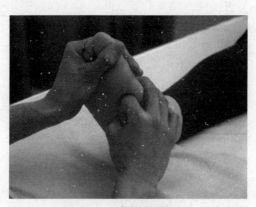

图4-5　食指钩掌法

（六）单食指刮压法

动作要领：食指、拇指张开，其余揉按三指半握拳，用食指桡侧缘在足部反射区上进行压刮，如图4-6所示。

适用反射区：肺、斜方肌、生殖器、直肠、乙状结肠、腰椎、骶椎、尾椎等反射区。

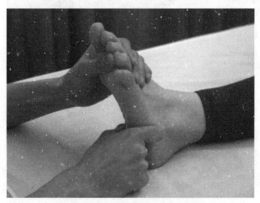

图4-6 单食指刮压法

（七）双指钳法

动作要领：一手握足，另一手食指、中指屈曲呈钳状，相对用力钳夹反射区或做均匀的推动，如图4-7所示。

适用反射区：颈项、颈椎、胸椎、腰椎、膝、肘、肩等反射区。

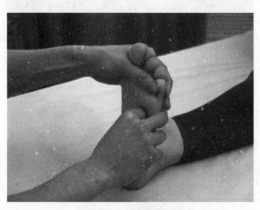

图4-7 双指钳法

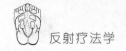
（八）双指拳法

动作要领：一手握足，另一手半握拳，以食指、中指的近节指间关节在足部反射区上压刮，如图4-8所示。

适用反射区：小肠、肘关节等反射区。

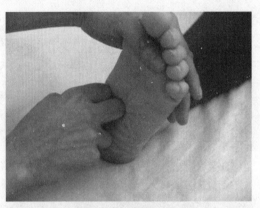

图4-8　双指拳法

（九）双掌握推法

动作要领：双手掌分别握持足部内外侧，同时推抚足底及足背，往返操作，或一手握持足部一侧，另一手推抚，双手交替进行，如图4-9所示。

适用反射区：作用整个足部，包括足底、足背及足内外等反射区。

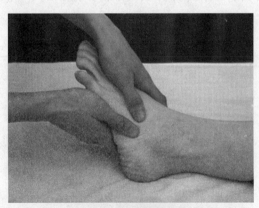

图4-9　双掌握推法

二、注意事项

第一，按摩环境要安静、整洁，温度适当，保持空气流通，但千万不要使受术者受凉、受寒。

第二，按摩师的手要保持温暖。天气寒冷时，先将两手掌搓热，或将手泡热水中温热，也可用热水袋暖热后，方行治疗。

第三，按摩师在操作前一定要修剪指甲，保持手的清洁卫生，去掉戒指、手链、手表等硬物，以免划破受术者的皮肤。

第四，每次按摩后半小时内，饮温白开水500毫升左右，以促进排泄功能（肾脏病者不要超过150毫升）。

第五，避免压迫骨骼部位，防止骨膜发炎或溢血现象（患血小板减少症者容易发生青紫肿块，应该注意）。

第六，饭后1小时和饭前半小时内不宜按摩，以免伤胃部和影响疗效。

第七，在做足部按摩时，因长期按摩感觉迟钝者，可用盐水泡脚半小时，以增强敏感，提高疗效。

第八，按摩后，如受术者感觉疲劳，可以休息片刻，但要加盖衣被，以防感冒。

第九，若按摩时，受术者突然出现头晕、恶心、面色苍白、出虚汗、脉搏加快等现象，按摩师不要慌，让其平卧床上，再掐其人中、十宣穴，按揉印堂、内关、足三里穴、大椎等穴位。

三、足部按摩的力度

按摩力度的大小是取得疗效的重要因素，力度过小则无效果，反之则无法忍受，所以要适度、均匀。所谓适度，是指以被按摩处有酸痛感为原则，而所谓均匀，是指按摩力度要渐渐渗入，缓缓抬起，并有一定的节奏，不可忽快忽慢、时轻时重。在按摩时，关键是要找准敏感点，这样不需要用太大的力度，被按摩处就会有酸痛感，才会有疗效。

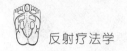

四、足部按摩反射区的分布规律

（一）双足并置

人体双足并置在一起，恰似一个人端坐，如图4-10所示。

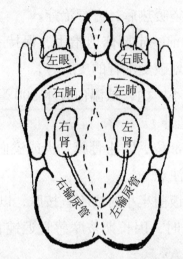

图4-10　双足并置反射区分布图

（二）足内侧

从足内侧看去，恰似人体中线结构，从足外侧看去，恰似人体侧面肩肘膝结构，如图4-11所示。

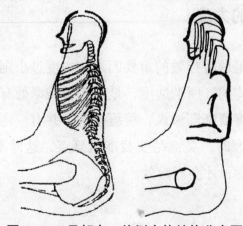

图4-11　足部内、外侧人体结构分布图

（三）人体单器官的整体性

靠近人体左侧的单器官的反射区在左脚上，如心、脾反射区，而靠近人体右侧的单器官的反射区在右脚上，如肝、胆反射区，如图4-12所示。

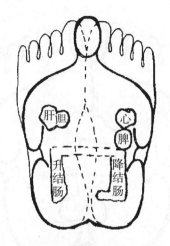

图4-12　足部人体单器官反射区位置图

（四）人体双器官的对称性

凡在人体上成对存在，左右对称的组织、器官，其反射区在双足部也是左右对称存在的。双器官的反射区包括斜方肌、肺、肾、输尿管、腹股沟、坐骨神经、肩、肘、膝、平衡器官、肩胛骨、肋骨等，如图4-13所示。

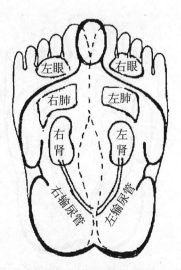

图4-13　足部人体双器官反射区位置图

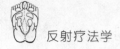

（五）人体中部的单器官的特殊性

有些器官位于或接近人体中线，这些器官所对应的反射区在双足部的分布也有"对称性"，如图4-14所示。

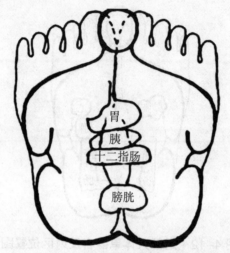

图4-14 足部人体中部单器官反射区位置图

（六）人体颈部以上各器官的交叉性

左侧组织器官的反射区在右足上，右侧组织器官的反射区在左足上，如图4-15所示。

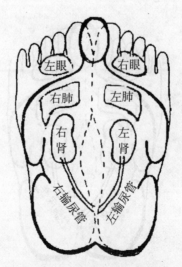

图4-15 足部人体颈以上器官反射区位置图

第三节 足部反射区概要

一、检查心脏

（一）解剖位置

心脏位于胸腔内，横膈的上方，两肺之间，约2/3在左侧，1/3在右侧，相当于第二至第五肋间。

（二）生理功能

心脏的生理功能是维持生命，推动血液流动，维持正常的代谢功能。

（三）反射区位置

心脏的反射区位于左足脚掌第四、五跖骨间，肌肉缝下方的部位约一横指处，如图4-16所示。

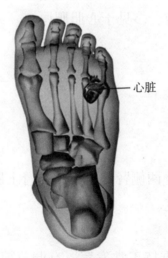

——心脏

图4-16 心脏反射区位置

（四）适应症

适应症有心绞痛、心肌供血不足、心肌炎、心肌梗塞、休克等。

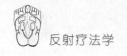

（五）手法

检查心脏三部曲：一是拇指推法（轻）；二是单食指刮法（中）；三是以单食指扣拳法（重），由轻至重垂直定点顶压3遍，如图4-17所示。

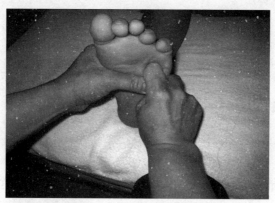

图4-17　心脏反射区操作手法

（六）阳性意义

心脏反射区在外观上出现茧、鸡眼，多见于心脏器质性病变；触及气体，多见于心律不齐；触及颗粒，多见于心肌肥厚。

二、基本反射区

（一）肾上腺

1.解剖位置

肾上腺左右各一，位于两侧肾的上方，左肾上腺呈半月形，右肾上腺为三角形，两侧共重10～15克。

2.生理功能

肾上腺的生理功能是维持正常发育，有调节糖、盐代谢和心血管的功能，对消炎、抗过敏、排毒有良好的作用。

3.反射区位置

肾上腺反射区位于双足底第二、三跖骨之间，足底"人"字形交叉点下，如图 4-18 所示。

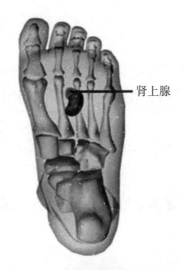

肾上腺

图 4-18 肾上腺反射区位置

4. 适应症

适应症有心律不齐、哮喘、风湿病、疼痛、过敏。

5. 手法

以食指扣拳法或握足扣指法由轻至重定点按压 3 遍，按压节奏稍慢，渗透力要强，以出现痛、麻、胀为度，如图 4-19 所示。

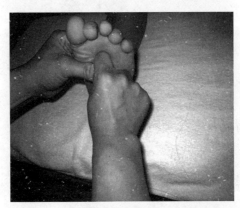

图 4-19 肾上腺反射区操作手法

6. 阳性意义

肾上腺反射区按之较实，提示肾虚或有炎症；双足部及脸部出现水肿，提

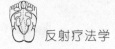

示肾脏疾病。

（二）腹腔神经丛

1. 解剖位置

腹腔神经丛是最大的内脏神经丛，位于横膈内侧和腹主动脉上段的前方，左、右肾上腺之间，腹腔干和肠系膜上动脉根部周围。

2. 生理功能

腹腔神经丛具有调节腹腔内脏腑的活动及保护的功能。

3. 反射区位置

腹腔神经丛的反射区位于两足底中心，围绕肾反射区周围，如图 4-20 所示。

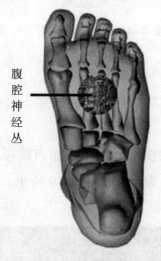

腹腔神经丛

图 4-20　腹腔神经丛反射区位置

4. 适应症

适应症有神经性胃肠病症、胀气、腹泻、胃肠紧张、烦燥等。

5. 手法

以食指扣拳法由足趾到足跟方向压刮长约 1 寸，如图 4-21 所示。

6. 阳性意义

在腹腔神经丛反射区，刮压时出现条索状物及颗粒等，多见于植物神经功能紊乱、消化不良等。

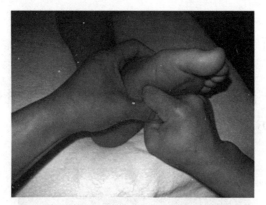

图 4-21　腹腔神经丛反射区操作手法

（三）肾

1.解剖位置

肾位于脊柱两侧，紧贴腹后壁，左右各一。

2.生理功能

肾主藏精纳气、生长发育和生殖功能，负责排泄尿酸及水分。

3.反射区位置

肾的反射区位于两足底中央的深部，足底第二、三跖骨近端，在"人"字形交叉后下方的凹陷处，如图 4-22 所示。

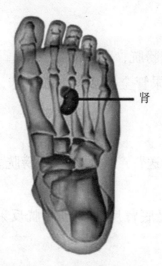

肾

图 4-22　肾脏反射区位置

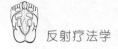
4.适应症

适应症有肾结石、水肿、肾功能不全、泌尿系统感染。

5.手法

以食指扣拳法，围绕肾反射区由上向下压刮，每侧3遍，要求力度均匀、渗透，如图4-23所示。

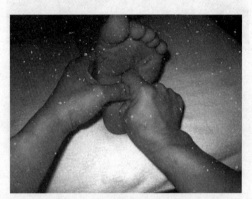

图4-23　肾脏反射区操作手法

6.阳性意义

趾甲凹凸不平，提示肝肾疾病。在肾反射区触及气体，多见于尿急、尿频、腰酸痛等；触及颗粒，多见于肾炎、肾结石、泌尿系统感染。

（四）输尿管

1.解剖位置

输尿管上接肾盂，下连膀胱，是一对细长的管道，呈扁圆柱状，管径平均为0.5～0.7厘米。成人输尿管全长25～35厘米，位于腹膜后，沿腰大肌内侧的前方垂直下降进入骨盆。

2.生理功能

输尿管的生理功能是输送肾产生的尿液至膀胱。

3.反射区位置

输尿管的反射区位于足底肾反射区至膀胱反射区连成的一斜线形条状区域，如图4-24所示。

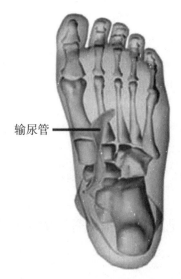

输尿管

图 4-24　输尿管反射区位置

4. 适应症

适应症有输尿管结石、输尿管炎、风湿症、关节炎、输尿管狭窄、排尿困难等。

5. 手法

以食指扣拳法，由肾中心至膀胱区方向形连线 3 ～ 5 遍，如图 4-25 所示。

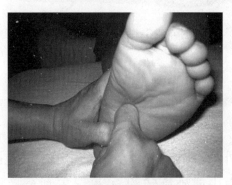

图 4-25　输尿管反射区操作手法

6. 阳性意义

在输尿管反射区，刮压时出现小碎纹，方向杂乱，且凸起、气体多，提示输尿管炎。

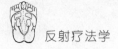
（五）膀胱

1. 解剖位置

膀胱为锥体形囊状贮存尿液肌性器官，成人膀胱容量为 300 ～ 500 毫升尿液。

2. 生理功能

膀胱的生理功能是贮存和排泄尿液。

3. 反射区位置

膀胱的反射区位于两足足底内侧舟骨下方蹈展肌之内后侧约 45 度处，如图 4-26 所示。

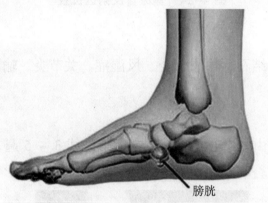

膀胱

图 4-26　膀胱反射区位置

4. 适应症

适应症有膀胱炎、尿频、尿急、膀胱结石、尿失禁等。

5. 手法

操作时，将足稍外展，内侧向上，用食指关节压住反射区，以食指扣拳法，加适当压力后，由内或外旋转约 60 度，先刮至膀胱 3 ～ 5 遍，再定点顶压，如图 4-27 所示。

6. 阳性意义

膀胱反射区隆起明显，提示憋尿，有炎症。

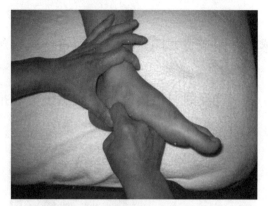

图 4-27　膀胱反射区操作手法

（六）尿道

1. 解剖位置

尿道是从膀胱通向体外的管道。男性尿道细长，长约 18 厘米，起自膀胱的尿道内口，止于尿道外口，女性尿道在会阴穿过尿生殖膈时，有尿道阴道括约肌环绕，受意志控制。

2. 生理功能

男女性尿道兼有排尿和排精、排卵的功能。

3. 反射区位置

尿道的反射区位于足跟内侧，自膀胱反射区向上延伸至距骨与内踝后下方，如图 4-28 所示。

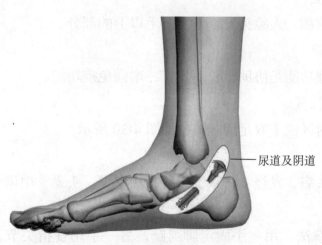

尿道及阴道

图 4-28　尿道反射区位置

93

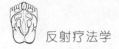

4. 适应症

适应症有尿道感染、尿道炎、阴道炎、泌尿系统感染等。

5. 手法

以拇指推掌法，自膀胱反射区沿内踝下方向后上方压推，如图 4-29 所示。

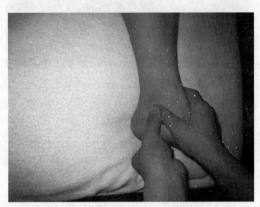

图 4-29　尿道反射区操作手法

6. 阳性意义

尿道反射区有明显凸起或肿大，多见于尿道感染有炎症。

三、足底反射区

（一）额窦

1. 解剖位置

额窦位于前额，人脸头发以下、眉毛以上的部分。

2. 生理功能

额窦的生理功能是协助生长、发育，增强免疫功能。

3. 反射区位置

额窦的反射区位于双足踇趾端，如图 4-30 所示。

4. 适应症

适应症有头痛、发烧、失眠、感冒、额窦炎、头晕、中风、鼻窦炎。

5. 手法

以食指扣拳法，用一手固定脚踇趾，另一手用食指关节，自内向外压刮

3～5 遍，如图 4-31 所示。

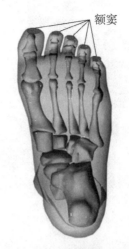

图4-30　额窦反射区位置

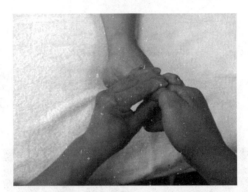

图4-31　额窦反射区操作手法

6. 阳性意义

足趾头冰冷，提示头痛、发烧等；额窦反射区在外观上出现茧、鸡眼，多见于头晕、头痛；触及气体，多见于感冒、头痛、头晕、失眠、神经衰弱等。

（二）2～5额窦

1. 解剖位置

2～5额窦位于前额，人脸头发以下、眉毛以上的部分。

2. 生理功能

2～5额窦的生理功能是协助生长、发育，增强免疫功能。

3. 反射区位置

2～5额窦的反射区位于双足第2～5趾趾端，如图4-32所示。

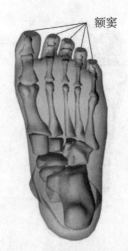

额窦

图 4-32 2 ～ 5 额窦反射区位置

4. 适应症

适应症有头痛、发烧、失眠、感冒、额窦炎、头晕、中风。

5. 手法

以单食指扣拳法，按次序由足趾端向趾跟端压刮 3 ～ 5 遍，如图 4-33 所示。

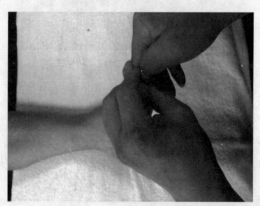

图 4-33 2 ～ 5 额窦反射区操作手法

6. 阳性意义

在 2 ～ 5 额窦反射区触及气体，多见于感冒、头痛、头晕、失眠、多梦、神经衰弱等。

（三）大脑

1. 解剖位置

大脑由左、右脑半球组成，是中枢神经系统的最高级部分，左、右大脑半球与顶骨相连，重约 1400 克。

2. 生理功能

大脑既具有思维、意识分析、判断、记忆、存贮、兴奋、抑制的功能，又具有调节身体运动、生殖及内脏活动的功能，还具有传导、感觉的功能。

3. 反射区位置

大脑的反射区位于两足足底踇趾趾腹的全部，左脑反射区在右脚上，右脑反射区在左脚上，如图 4-34 所示。

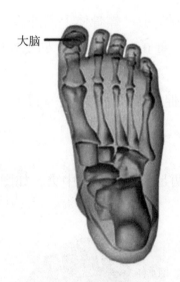

大脑

图 4-34　大脑反射区位置

4. 适应症

适应症有高血压、脑血栓、脑震荡、头晕、头痛、失眠和视觉受损等。

5. 手法

以食指扣拳法，由踇趾趾端向足跟端刮压 3 ～ 5 遍，如图 4-35 所示。

6. 阳性意义

在大脑反射区触及气体，多见于感冒、失眠、头晕、头痛。

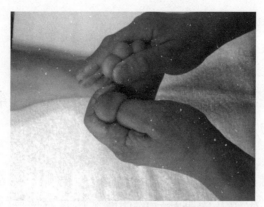

图 4-35　大脑反射区操作手法

（四）脑垂体

1.解剖位置

脑垂体位于丘脑下部颅窝中、蝶骨体上面的垂体窝内，外包有一层坚韧的硬脑膜，为一卵圆形小体，重 0.5 ~ 0.6 克，妇女妊娠期可稍大。

2.生理功能

脑垂体的生理功能是促进生长、发育，对蛋白质及骨骼生长、生殖等有重要作用。

3.反射区位置

脑垂体的反射区位于两足踇趾趾腹正中央，如图 4-36 所示。

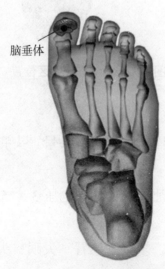

脑垂体

图 4-36　脑垂体反射区位置

4. 适应症

适应症有内分泌失调、小儿发育不良、更年期综合症。

5. 手法

以食指扣拳法，定点按压 3～5 遍，如图 4-37 所示。

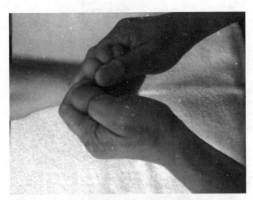

图 4-37　脑垂体反射区操作手法

6. 阳性意义

在脑垂体反射区触及颗粒，多见于内分泌失调。

（五）颈项

1. 解剖位置

颈项位于枕骨以下、锁骨以上的部分，简称为脖子。

2. 生理功能

颈项的生理功能是协调头部做各种运动及传导神经反射。

3. 反射区位置

颈项的反射区位于两足踇趾根部横纹处，如图 4-38 所示。

4. 适应症

适应症有颈部酸痛、颈部僵硬、落枕、高血压等。

5. 手法

以拇指扣指法，沿着踇趾根部向内侧推压 3～5 遍，如图 4-39 所示。

6. 阳性意义

在颈项反射区触及气体，多见于颈部酸痛、落枕，出现皮厚且僵硬，多见于严重颈椎增生。

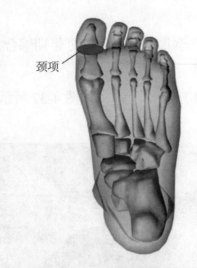

颈项

图 4-38　颈项反射区位置

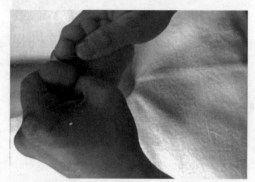

图 4-39　颈项反射区操作手法

（六）三叉神经

1.解剖位置

三叉神经为混合神经，是面部最粗大的神经，支配眼的部分为上支、支配鼻的部分为中支、支配上下颌的部分为下支。

2.生理功能

三叉神经的生理功能是协调眼、鼻、上下颌、口腔及面部皮肤、肌肉运动及感觉。

3.反射区位置

三叉神经的反射区位于两足踇趾趾腹的外侧，在小脑反射区上方，呈交叉反射，如图 4-40 所示。

三叉神经

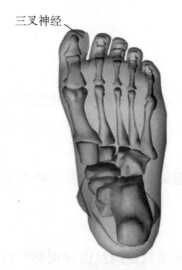

图 4-40　三叉神经反射区位置

4. 适应症

适应症有偏头痛、面瘫、腮腺炎、耳疾、失眠等。

5. 手法

以拇指扣指法，以一手握脚，另一手拇指端施力，先向趾腹方向挤压，然后稍放松回原位，再向足跟方向压推 3 ~ 5 遍，如图 4-41 所示。

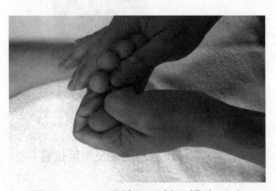

图 4-41　三叉神经反射区操作手法

6. 阳性意义

在三叉神经反射区触及颗粒、气体，多见于牙痛、感冒、偏头痛、面神经麻痹症等。

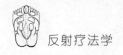

（七）小脑及脑干

1. 解剖位置

小脑位于大脑半球后方，覆盖在脑桥及延髓之上，横跨在中脑和延髓之间。脑干位于大脑下方，上端与大脑相接，下端与脊髓相连。

2. 生理功能

小脑及脑干的生理功能是参与躯体平衡，协调肌肉以及随意运动，传达相关信息。

3. 反射区位置

小脑及脑干的反射区位于双足踇趾肉球根部靠近第二节趾骨处，右半部小脑及脑干的反射区在左脚，左半部小脑及脑干的反射区在右脚，如图 4-42 所示。

小脑及脑干——

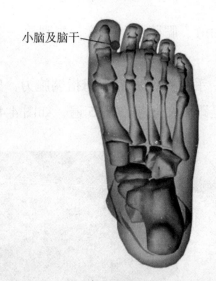

图 4-42　小脑及脑干反射区位置

4. 适应症

适应症有脑震荡、脑肿瘤、高血压、失眠头晕、头痛、肌肉紧张等。

5. 手法

以食指扣拳法，定点按压 3~5 遍，如图 4-43 所示。

6. 阳性意义

小脑反射区的表皮较为突出，提示脂肪过多，触及气体，多见于头痛、头晕；触及颗粒，多见于运动神经损伤；表皮出现凹陷，提示有严重失眠。

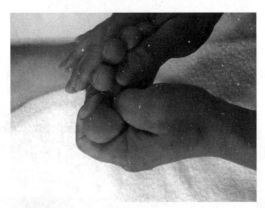

图 4-43　小脑及脑干反射区操作手法

（八）眼睛

1. 解剖位置

人的眼睛近似球形，位于眼眶内。成年人眼睛的前后径平均为 24 毫米，垂直径平均为 23 毫米，最前端突出于眶外 12 ～ 14 毫米，内有眼球壁、眼内腔、神经、血管等组织。

2. 生理功能

眼睛主产生视觉，视万物，辨别形状、颜色。

3. 反射区位置

眼睛的反射区位于两足第二、第三趾根部，包括足底和足背两个位置，右眼反射区在左脚上，左眼反射区在右脚上，如图 4-44 所示。

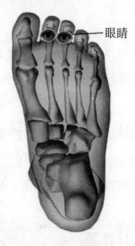

眼睛

图 4-44　眼睛反射区位置

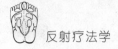
4. 适应症

适应症有视神经炎、结膜炎、角膜炎、近视、远视、复视、斜视、散光、视网膜出血、白内障、青光眼等。

5. 手法

以食指扣拳法，每点各按压 3 次，以捏指法，每点各按压 3 次，在第二、三趾两侧及趾面垂直，各由远端至近端按 3 次，如图 4-45 所示。

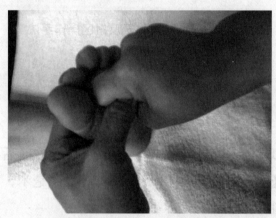

图 4-45　眼睛反射区操作手法

6. 阳性意义

在眼睛的反射区触及气体，多见于近视、远视、沙眼等；触及颗粒，多见于白内障、青光眼等。

（九）耳朵

1. 解剖位置

耳朵位于眼睛的后面，可分为外耳、中耳及内耳三个部分，能将振动发出的声音转换成神经信号，然后传给大脑。

2. 生理功能

耳朵的生理功能是辨别振动、产生听觉、协调躯体平衡。

3. 反射区位置

耳朵的反射区位于两足底第四、五趾根部，呈交叉反射，如图 4-46 所示。

4. 适应症

适应症有中耳炎、耳鸣、耳聋等。

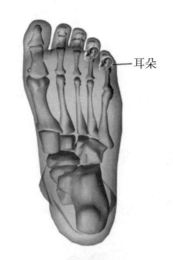

耳朵

图 4-46　耳朵反射区位置

5. 手法

以食指扣拳法，每点各按压 3 次，以捏指法，每点各按压 3 次，在二、三趾两侧及趾面垂直，各由远端至近端按 3 次，如图 4-47 所示。

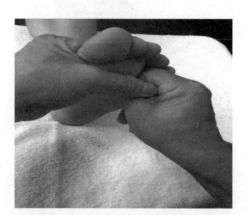

图 4-47　耳朵反射区操作手法

6. 阳性意义

在耳朵反射区触及颗粒，多见于耳鸣、中耳炎等；耳鸣提示肾气不足或肝火上扰。

特别提示：头以上的反射区都是交叉反射的，即左脚反射区对应右脚器官，右脚反射区对应左脚器官，中医理论上病下治、左病右治就来源于此。

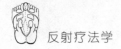

（十）降压点

1. 解剖位置
降压点在第六颈椎旁开 2 寸，两个各 1 点，属经验点。

2. 生理功能
降压点对于血压高、血压低都有特效作用。

3. 反射区位置
降压点的反射区位于颈项反射区下方，如图 4-48 所示。

降压点

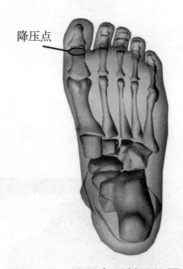

图 4-48　降压点反射区位置

4. 适应症
适应症有高血压、低血压。

5. 手法
用单食指扣拳法点按，如图 4-49 所示。

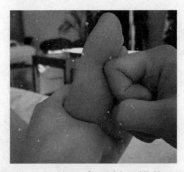

图 4-49　降压点反射区操作手法

6. 阳性意义

在降压点的反射区有压痛，说明血压存在异常。

（十一）食道

1. 解剖位置

食道是消化道的一部分，是呈扁圆筒状的肌性管道，沿脊柱之前向下，上端下缘与喉相连，其下端连于胃的贲门，全长 25 ～ 30 厘米。

2. 生理功能

食道的生理功能是输送食物。

3. 反射区位置

食道的反射区位于大踇趾近节趾骨，降压点下方，如图 4-50 所示。

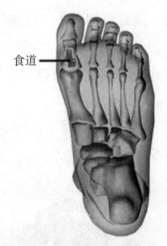

食道———

图 4-50　食道反射区位置

4. 适应症

适应症有食道炎、反酸。

5. 手法

以食指扣拳法，压 3 ～ 5 遍，如图 4-51 所示。

6. 阳性意义

在食道反射区，刮压时有气体且刺痛，提示食道发炎；触及有条索状物，提示有食道炎。

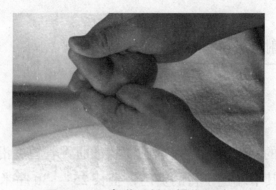

图 4-51　食道反射区操作手法

（十二）甲状腺

1. 解剖位置

甲状腺是人体最大的内分泌器官，外型为 H 型，棕红色，重约 20 克，是颈下部的一个蝴蝶状的腺体，两叶分别位于气管两侧，中间有甲状腺组织连接。

2. 生理功能

甲状腺的生理功能是促进新陈代谢、兴奋、生长、发育，增强内分泌。

3. 反射区位置

甲状腺的反射区位于双足底第一跖骨 1/2 的跖骨头处至第一、二跖骨间，再向趾端呈弯带状，如图 4-52 所示。

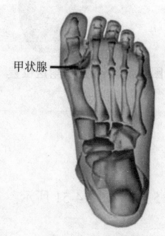

甲状腺

图 4-52　甲状腺反射区位置

4. 适应症

适应症有甲状腺炎、甲亢、情绪不稳、肥胖、消瘦等。

5. 手法

以拇指压推法，一手持足背，另一手拇指端推按，由内向外，拐弯处直推按至指逢为止，推按 3 ～ 5 遍，拐弯处为敏感点，用力均匀，如图 4-53 所示。

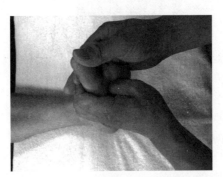

图 4-53　甲状腺反射区操作手法

6. 阳性意义

在甲状腺反射区，触及气体，多见于心律失常、记忆减退；触及颗粒，多见于甲状腺肥大、甲状腺功能低下；长有条竖茧，提示心律不齐、心律失调等。

（十三）斜方肌

1. 解剖位置

斜方肌位于颈部和背上部的浅层，起自上项线、枕外隆凸、第七颈椎和全部胸椎棘突，止于锁骨的外侧、肩峰和肩胛骨。

2. 生理功能

斜方肌的生理功能是外旋肩胛骨，协助头部后仰，侧屈及旋转内收。

3. 反射区位置

斜方肌的反射区呈一条横带状，在同侧足上，如图 4-54 所示。

4. 适应症

适应症有颈肩背酸痛、手无力、麻木、肩周炎、肩活动障碍。

5. 手法

以食指扣拳法，从外侧向内侧刮压 3 ～ 5 遍，如图 4-55 所示。

6. 阳性意义

在斜方肌反射区，触及气体，多见于肩背受风、颈椎病等；触及颗粒，多见于肩背损伤、五十肩等；出现老茧，提示肩部疲劳、劳损。

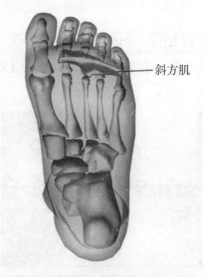

斜方肌

图 4-54　斜方肌反射区位置

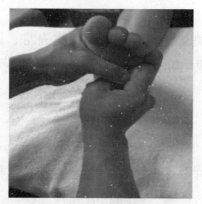

图 4-55　斜方肌反射区操作手法

（十四）肺与支气管

1.解剖位置

肺位于胸中，上通喉咙，左右各一，左面两叶，右面三叶，在人体脏腑中位置最高，故称肺为华盖。支气管位于食道前方，分左、右支气管，左支气管短而粗，右支气管细而长，与肺相连。

2.生理功能

肺与支气管的生理功能是主皮毛，开窍于鼻，吸入氧气，呼出二氧化碳，清洁血液。

3.反射区位置

肺与支气管的反射区位于双足斜方肌反射区下方，自甲状腺反射区向外呈扇形，到足底外侧至肩反射区处，如图4-56所示。

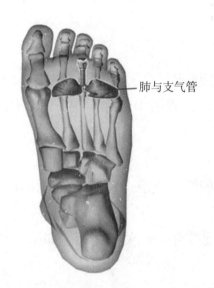

肺与支气管

图4-56 肺与支气管反射区位置

4.适应症

适应症有肺结核、肺气肿、肺炎、上呼吸道感染、胸闷等。

5.手法

以食指扣拳法，自外向内刮3～5遍，如图4-57所示。

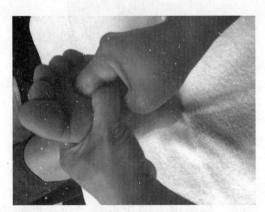

图4-57 肺与支气管反射区操作手法

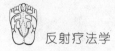

6. 阳性意义

在肺与支气管反射区，触及气体，多见于咳嗽、哮喘、上呼吸道感染；触及颗粒，多见于呼吸道炎症。

（十五）胃

1. 解剖位置

胃位于膈肌下，上接食道，下通小肠。胃的上口为贲门，下口为幽门。胃的上部称上脘，包括贲门；胃的中部称中脘，即胃体部分；胃的下部称下脘，连于小肠。

2. 生理功能

胃分泌有消化作用的酸性胃液，胃的主要消化作用是分解蛋白质。

3. 反射区位置

胃的反射区位于双足掌第一跖关节之后，即第一跖骨体中前端，如图 4-58 所示。

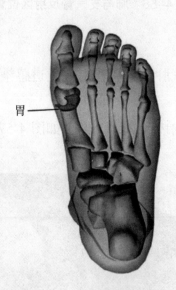

胃

图 4-58 胃反射区位置

4. 适应症

适应症有胃痛、胃酸、胃溃疡、消化不良、急慢性胃炎、胃下垂等。

5. 手法

以食指扣拳法，定点按压 3 ~ 5 遍，如图 4-59 所示。

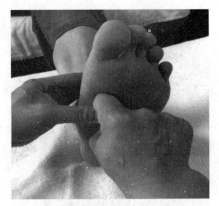

图 4-59　胃反射区操作手法

6. 阳性意义

在胃的反射区，触及气体，多见于消化不良、打嗝、胃下垂等；触及颗粒，多见于各种胃炎及十二指肠溃疡等。用餐后，不宜按此反射区，避免造成消化不良、呕吐或腹泻，导致伤害胃。

（十六）胰腺

1. 解剖位置

胰腺是人体的第二大消化腺，在胃的后方，横行于腹后壁，相当于第一、二腰椎间的水平，被十二指肠环抱，末端穿入十二指肠壁，会合胆总管，开口于十二指肠乳头。

2. 生理功能

胰液是由胰腺细胞分泌的，经胰管注入十二指肠，具有最强的消化力，能消化蛋白质、糖和脂肪。

3. 反射区位置

胰腺的反射区位于双脚掌第一跖骨体中下段，在胃和十二指肠反射区之间，如图 4-60 所示。

4. 适应症

适应症有糖尿病、胰腺囊肿、胰腺炎等。

5. 手法

以食指扣拳法，定点按压 3 ~ 5 遍，如图 4-61 所示。

6. 阳性意义

在胰腺的反射区，触及块状物，多见于胰功能失调、高血糖、低血糖、脂肪代谢异常、消化不良。

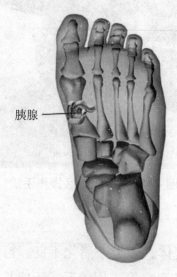

图 4-60　胰腺反射区位置

胰腺

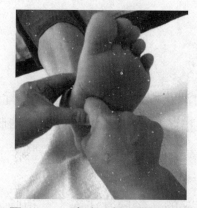

图 4-61　胰腺反射区操作手法

（十七）十二指肠

1. 解剖位置

十二指肠介于胃与空肠之间，成人的十二指肠长度为 20～25 厘米，管径 4～5 厘米，紧贴腹后壁，是小肠中长度最短的一段，胰管与胆总管均开口于十二指肠，呈"C"形，包统胰头。

2. 生理功能

十二指肠的生理功能是接收从胃液输入的食糜，进一步进行消化、吸收。

3. 反射区位置

十二指肠反射区位于胰反射区的下方，即双脚掌第一跖骨基底部，如图 4-62 所示。

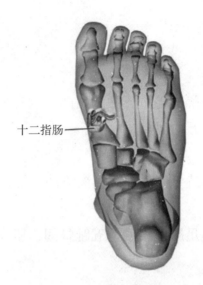

十二指肠

图 4-62　十二指肠反射区位置

4. 适应症

适应症有腹部饱胀、消化不良、食欲不振、十二指肠溃疡等。

5. 手法

以食指扣拳法，定点按压 3 ~ 5 遍，如图 4-63 所示。

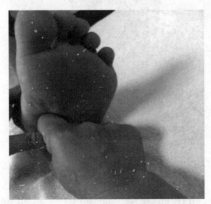

图 4-63　十二指肠反射区操作手法

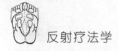

6. 阳性意义

在十二指肠反射区，触及颗粒，多见于腹胀、腹泻、食欲不振、消化不良。反射区组织较软，适用于消化不良、十二指肠溃疡；反射区组织较硬，适用于十二指肠炎或胀气。

（十八）心

1. 解剖位置

心脏位于胸腔内，横膈的上方，两肺之间，约三分之二在左侧，三分之一在右侧，相当于第二至第五肋间。

2. 生理功能

心脏的生理功能是维持生命，推动血液流动，维持正常的代谢功能。

3. 反射区位置

心脏的反射区位于左足脚掌第四、五趾骨间，肌肉缝下方的部位，约一横指处，如图 4-64 所示。

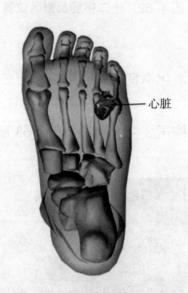

心脏

图 4-64　心脏反射区位置

4. 适应症

适应症有心绞痛、心肌供血不足、心肌炎、心肌梗塞、休克等。

5. 手法

以单食指扣拳法，垂直定点顶压 3 遍，如图 4-65 所示。

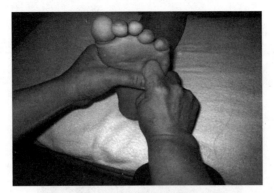

图4-65 心脏反射区操作手法

6.阳性意义

卧寝不安、多梦，提示心血亏损；面色苍白，提示营养不良、心气虚弱。

（十九）脾脏

1.解剖位置

脾脏是人体中最大的淋巴器官，位于左上腹部，胃的后方，横膈膜的下方。脾脏大小约为125立方毫米×75立方毫米×50立方毫米，一般重量约为150克。

2.生理功能

脾脏的生理功能是造血，调节血细胞的数量，贮血，免疫。

3.反射区位置

脾脏的反射区位于左足足掌第四、五跖骨间基底部，心脏反射区下方约一横指处，如图4-66所示。

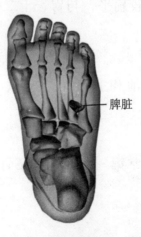

脾脏

图4-66 脾脏反射区位置

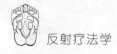

4. 适应症

适应症有贫血、食欲不振、小儿厌食、各种炎症、免疫功能低下、月经不调等。

5. 手法

以食指扣拳法，定点按压 3 ~ 5 遍，如图 4-67 所示。

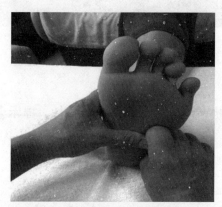

图 4-67　脾脏反射区操作手法

6. 阳性意义

触及颗粒，多见于消化不良、贫血、免疫功能低下、胃肠功能紊乱等。

（二十）肝脏

1. 解剖位置

肝脏位于腹部，膈之下，右胁之内，一般重量为 1200 ~ 1600 克，上面突起浑圆，与膈肌接触，下面较扁平，与胃、十二指肠、胆囊和结肠相邻，约在右侧第五肋间。

2. 生理功能

肝脏的生理功能是主疏泄和主藏血、解毒、代谢、分泌胆汁、免疫防御、调节血液。

3. 反射区位置

肝脏的反射区位于右足掌第三、四、五跖骨上半部区域，肺反射区下方，如图 4-68 所示。

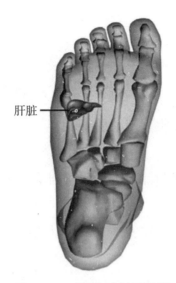

肝脏

图 4-68　肝脏反射区位置

4.适应症

适应症有中毒性、急慢性肝炎，肝硬化，肝肿瘤等。

5.手法

以食指扣拳法，自足跟向足趾向内侧施力压刮 3 遍，如图 4-69 所示。

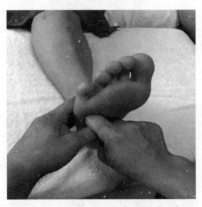

图 4-69　肝脏反射区操作手法

6.阳性意义

触及气体，常见于消化不良、嗜酒，触及颗粒，常见于各型肝炎、肝胆管结石。

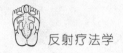

（二十一）胆囊

1. 解剖位置

胆囊位于肝脏下面，正常胆囊长为 8 ~ 12 厘米，宽为 3 ~ 5 厘米，容量为 30 ~ 60 毫升。胆囊通过胆管与总胆管相连。

2. 生理功能

胆囊的生理功能是贮存胆汁，进食时则排入十二指肠，以帮助消化食物。

3. 反射区位置

胆囊的反射区位于右足掌第三、四跖骨上半部区域，肝脏反射区之内，如图 4-70 所示。

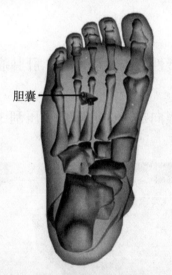

胆囊

图 4-70　胆囊反射区位置

4. 适应症

适应症有胆结石、中毒、胆囊炎、黄疸、肝肿瘤等。

5. 手法

以单食指扣拳法，以食指关节顶点施力，定点向下压刮 3 ~ 5 遍，如图 4-71 所示。

6. 阳性意义

触及颗粒，多见于消化不良、胆囊炎等。

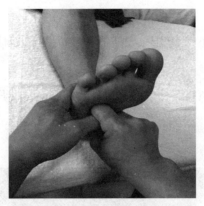

图 4-71　胆囊反射区操作手法

（二十二）小肠

1. 解剖位置

小肠位于腹中，上端接幽门与胃相通，下端通过阑门与大肠相连，全长为 5 ~ 7 米。

2. 生理功能

小肠的生理功能是对食物进行进一步消化，吸收营养成分及水分，将饮食、水谷化为精微和糟粕。

3. 反射区位置

小肠的反射区位于楔骨至跟骨的凹陷区域，为升结肠、横结肠、降结肠及直肠的反射区所包围，如图 4-72 所示。

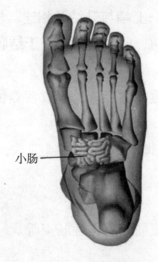

小肠

图 4-72　小肠反射区位置

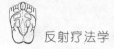

4. 适应症

适应症有急慢性肠炎、腹泻、胃肠胀气、腹部闷痛等。

5. 手法

以双指拳法，四指弯曲，同时由足趾端向足跟端压刮 3 ~ 5 遍，如图 4-73 所示。

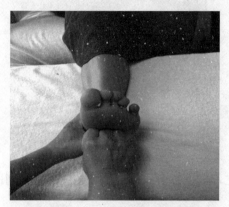

图 4-73　小肠反射区操作手法

6. 阳性意义

触及气体，多见于消化不良、营养障碍、腹胀等；触及块状物，多见于免疫功能低下、泌尿系统疾患。

（二十三）横结肠

1. 解剖位置

横结肠是大肠的一部分，上端与升结肠相连，横过胃的下面，下端与降结肠相连。横结肠起自结肠右曲，向左横行，止于结肠左曲。

2. 生理功能

横结肠的生理功能是排运代谢废渣，吸收营养物质。

3. 反射区位置

横结肠的反射区位于双脚掌中间，横越脚掌，呈一条带状区，如图 4-74 所示。

4. 适应症

适应症有便秘、腹泻、腹痛、急慢性肠炎等。

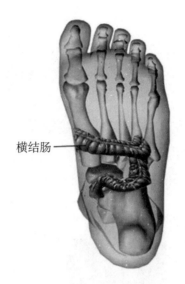

横结肠

图 4-74 横结肠反射区位置

5. 手法

以食指扣拳法，按带状走向压刮，以食指压刮 3 ~ 5 遍，如图 4-75 所示。

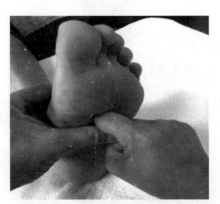

图 4-75 横结肠反射区操作手法

6. 阳性意义

触及颗粒，多见于肠炎、腹泻、痢疾等；触及块状物，多见于便秘、结肠炎等。

（二十四）降结肠

1. 解剖位置

降结肠是结肠的一部分，长约 20 厘米，上端与横结肠相连，向下行，在

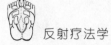

左髂骨附近与乙状结肠相连。

2. 生理功能

降结肠的生理功能是排运代谢废渣，吸收营养物质。

3. 反射区位置

降结肠的反射区位于左足掌中部，前接横结肠反射区外侧端，沿脚外侧平行向下，呈带状区域，如图 4-76 所示。

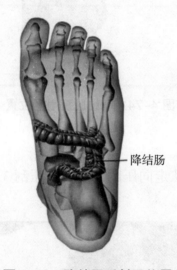

降结肠

图 4-76　降结肠反射区位置

4. 适应症

适应症有便秘、腹泻、腹痛、急慢性肠炎等。

5. 手法

以食指扣拳法，由脚趾向脚跟方向压刮 3 ~ 5 遍，如图 4-77 所示。

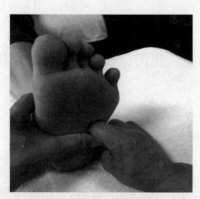

图 4-77　降结肠反射区操作手法

6. 阳性意义

触及颗粒，多见于肠炎、腹泻、痢疾等；触及块状物，多见于便秘、结肠炎等。

（二十五）乙状结肠、直肠

1. 解剖位置

乙状结肠长 40 ~ 45 厘米，呈"乙"字形弯曲或"S"形弯曲，至第三骶椎前面移行至直肠。直肠为大肠的末段，长 15 ~ 16 厘米，位于小骨盆内，上端平第三骶椎处，接续乙状结肠，穿过盆膈，下端以肛门而终。

2. 生理功能

乙状结肠、直肠的生理功能是吸收水分、存贮食物的残渣、排运粪便。

3. 反射区位置

乙状结肠、直肠的反射区位于左脚掌跟骨前缘，呈一横带状，如图 4-78所示。

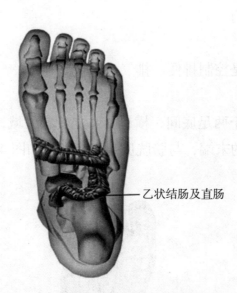

乙状结肠及直肠

图 4-78 乙状结肠及直肠反射区位置

4. 适应症

适应症有直肠炎、息肉、便秘、腹痛、痔疮等。

5. 手法

以食指扣拳法，从反射区外侧向内侧压刮 3 遍，如图 4-79 所示。

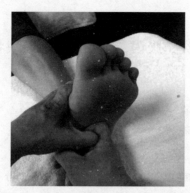

图 4-79 乙状结肠及直肠反射区操作手法

6.阳性意义

触及颗粒、硬块及气体等，提示乙状结肠内存有大便、直肠炎、产生便秘。

（二十六）肛门

1.解剖位置

肛门位于盆腔下方，上方与直肠相连，是消化道末端通于体外的开口。肛门传送糟粕，故名魄门。

2.生理功能

肛门的生理功能是控制排便、排气。

3.反射区位置

肛门的反射区位于两足底间，横越足掌之带状区域，左脚掌跟骨前缘，乙状结肠和直肠反射区的末端，与膀胱反射区相邻，如图 4-80 所示。

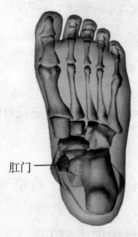

肛门

图 4-80 肛门反射区位置

4. 适应症

适应症有痔疮、肛裂、便秘、腹泻、急慢性肠炎等。

5. 手法

以食指扣拳法，定点渗透按压 3 ~ 5 遍，如图 4-81 所示。

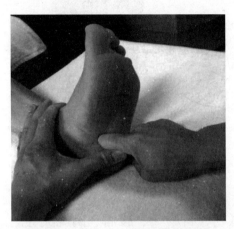

图 4-81　肛门反射区操作手法

6. 阳性意义

触及颗粒、硬块等，提示有便秘、肛裂、痔疮等。

（二十七）盲肠阑尾

1. 解剖位置

盲肠是大肠的起始部，下端为膨大的盲端，左侧与回肠末端相连，上连升结肠，以回盲瓣与升结肠及回肠为界。它的根部连于盲肠的后内侧壁，远端游离并闭锁。

2. 生理功能

阑尾具有丰富的淋巴组织，参与机体的免疫功能；还能分泌多种酶和激素促进肠管蠕动。

3. 反射区位置

盲肠阑尾的反射区位于右足底跟骨前缘靠近外侧，回盲瓣与小肠、升结肠连接，如图 4-82 所示。

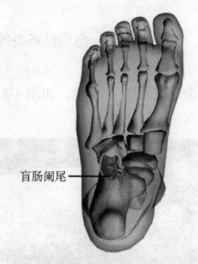

盲肠阑尾

图 4-82　盲肠阑尾反射区位置

4. 适应症

适应症有下腹部胀气、盲肠炎、腹痛、阑尾炎等。

5. 手法

以食指扣拳法，定点按压 3～5 遍，如图 4-83 所示。

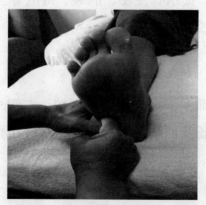

图 4-83　盲肠阑尾反射区操作手法

6. 阳性意义

盲肠阑尾反射区掌纹明显，较多且深，纵横交错，提示精神压力大、脑不清等。

（二十八）回盲瓣

1.解剖位置

回盲瓣位于阑尾之上，是小肠进入大肠的开口处，由小肠末端突入大肠而形成的上、下两个半月形的瓣。

2.生理功能

回盲瓣的生理功能是阻止小肠内容物过快流入大肠和防止盲肠内容物逆流到回肠。

3.反射区位置

回盲瓣的反射区位于右足底跟骨前缘靠近外侧，在盲肠反射区的上方，如图4-84所示。

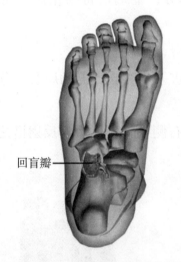

图4-84 回盲瓣反射区位置

4.适应症

适应症有下腹部胀气、肠炎、腹痛、阑尾炎等。

5.手法

以食指扣拳法，定点按压3～4遍，如图4-85所示。

6.阳性意义

回盲瓣反射区刮压时有颗粒、长有厚茧、掌纹明显，提示回盲瓣有炎症等。

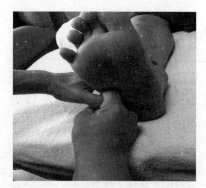

图 4-85　回盲瓣反射区操作手法

（二十九）升结肠

1. 解剖位置

升结肠是大肠的一部分，下端与盲肠相连，向上行连接横结肠右曲，肝右叶的下方。

2. 生理功能

升结肠的生理功能是进一步吸收营养物质及水分，蠕动、运输废渣。

3. 反射区位置

升结肠的反射区位于右侧足底，回盲瓣反射区之外侧带状区域，如图 4-86 所示。

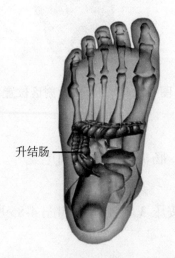

升结肠 —

图 4-86　升结肠反射区位置

4. 适应症

适应症有便秘、腹泻、腹痛、腹胀、急慢性肠炎等。

5. 手法

以食指扣拳法，由脚跟向脚趾方向压刮 3 ~ 4 遍，如图 4-87 所示。

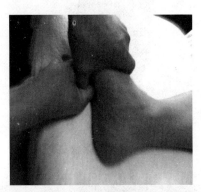

图 4-87 升结肠反射区操作手法

6. 阳性意义

升结肠反射区掌纹明显，较多且深，纵横交错，提示升结肠有炎症。

（三十）失眠点

1. 解剖位置

失眠点位于大脑、脑干靠近胸锁乳突肌的一个经验点。

2. 生理功能

失眠点的生理功能是主休息和催眠。

3. 反射区位置

失眠点的反射区位于双足跟生殖腺反射区直上一横指处，如图 4-88 所示。

4. 适应症

适应症有失眠、多梦、足跟痛等。

5. 手法

以单食指扣拳法，定点按压 3 ~ 5 遍，如图 4-89 所示。

6. 阳性意义

触及颗粒，常见于神经衰弱、失眠。

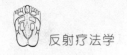

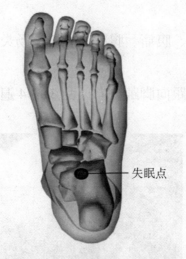

图 4-88 失眠点反射区位置

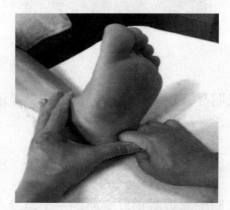

图 4-89 失眠点反射区操作手法

（三十一）生殖腺

1. 解剖位置

男性生殖腺指睾丸，睾丸位于阴囊内，左右各一，分泌男性激素。女性生殖腺指卵巢，卵巢位于子宫底的后外侧，在生育年龄期增大。

2. 生理功能

生殖腺的生理功能是分泌性激素，繁殖后代，维持正常的性功能。

3. 反射区位置

生殖腺的反射区位于两足底跟骨中央，如图 4-90 所示。

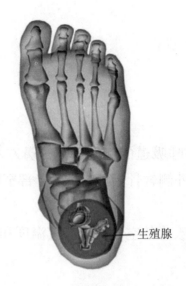

生殖腺

图 4-90 生殖腺反射区位置

4. 适应症

适应症有性功能低下，男女不孕、月经失调、经期紊乱、经闭、痛经、卵巢囊肿等。

5. 手法

以食指扣拳法，定点渗透按压 3 ~ 5 遍，如图 4-91 所示。

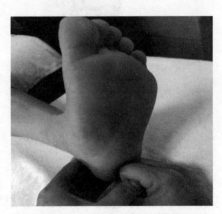

图 4-91 生殖腺反射区操作手法

6. 阳性意义

触及颗粒，女性多见于附件炎、盆腔炎、痛经、月经不调等，男性多见于肾虚、前列腺炎等。

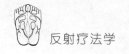

四、足内侧反射区

（一）鼻

1. 解剖位置

鼻位于面部中央，是呼吸道的起始部分。鼻左右成对，与筛骨正中板相接，下缘通过软组织与鼻外侧软骨相接。鼻的上部窄厚、下部宽薄。

2. 生理功能

鼻的生理功能是净化吸入的空气并调节其温度和湿度。鼻不仅是最重要的嗅觉器官，还可辅助发音。

3. 反射区位置

鼻的反射区位于两足踇趾第一节趾腹底部内侧，约45度处，呈交叉反射，如图4-92所示。

鼻子 ——

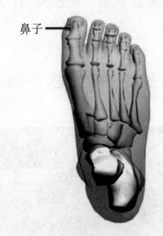

图 4-92　鼻反射区位置

4. 适应症

适应症有急慢性鼻炎、鼻出血、过敏性鼻炎、鼻息肉、鼻窦炎等。

5. 手法

以拇指扣指推法或食指扣拳法，定点按压鼻反射区3～5遍，如图4-93所示。

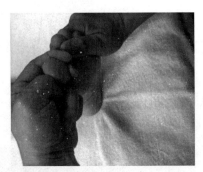

图 4-93　鼻反射区操作手法

6. 阳性意义

鼻反射区刮压条索状物多，提示鼻炎、上呼吸道感染；鼻反射区出现明显隆起，提示鼻炎、鼻窦炎等；此反射区属于头部以上反射区，所以是交叉管理。

（二）甲状旁腺

1. 解剖位置

甲状旁腺位于甲状腺附近，呈圆形或椭圆形，长 3 ~ 8 毫米、宽 2 ~ 5 毫米、厚 0.5 ~ 2 毫米，有时藏于甲状腺实质内。甲状旁腺一般分为上、下两对，每个重量为 35 ~ 50 毫克。

2. 生理功能

甲状旁腺的生理功能是调节钙磷代谢，维持血钙水平，分泌不足时可引起血钙下降。

3. 反射区位置

甲状旁腺的反射区位于双足足掌第一跖趾关节凹陷处，如图 4-94 所示。

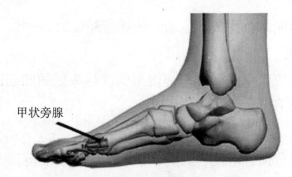

甲状旁腺

图 4-94　甲状旁腺反射区位置

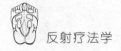

4.适应症

适应症有抽筋、手足麻痹、筋骨酸痛、泌尿系统结石等。

5.手法

以单拇指扣拳法定点按压 3 ~ 5 遍，如图 4-95 所示。

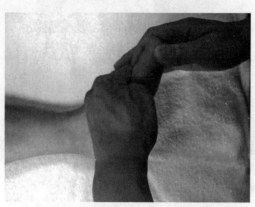

图 4-95　甲状旁腺反射区操作手法

6.阳性意义

触及颗粒，多见于骨质疏松，钙、磷代谢失调。甲状旁腺反射区足诊时，
姆趾外翻，提示骨质增生。

（三）颈椎

1.解剖位置

颈椎位于枕骨以下、胸椎以上的部位，由 7 块颈椎骨组成，每个颈椎由椎
体和椎弓两个部分组成。

2.生理功能

颈椎的生理功能是协调头部运动，传导神经反射。

3.反射区位置

颈椎的反射区位于双足姆趾跟部内侧横纹尽头处的凹陷区域，内侧姆趾关
节前后，如图 4-96 所示。

4.适应症

适应症有颈椎劳损、落枕、胸闷、手麻、各种颈椎病。

5.手法

第一步，以扣拇指法，由足趾端至足跟端压推 3 次；第二步，以双指钳

法，以食指中节指骨内侧固定于反射区位置，以拇指加压 3～5 遍，如图 4-97 所示。

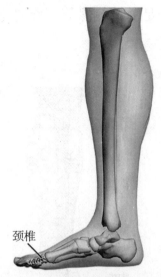

图 4-96　颈椎反射区位置

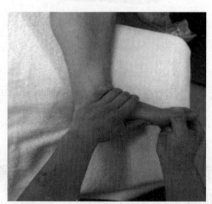

图 4-97　颈椎反射区操作手法

6. 阳性意义

颈椎反射区刮压刺痛，提示颈椎劳损等。

（四）胸椎

1. 解剖位置

胸椎位于颈椎以下、腰椎以上的部位，由 12 节胸椎骨组成。

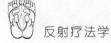

2. 生理功能

胸椎的生理功能是支持胸部器官，维持躯体平衡，传导神经反射。

3. 反射区位置

胸椎的反射区位于双足足弓内侧缘第一跖骨下方，从跖趾关节到骨关节止，如图 4-98 所示。

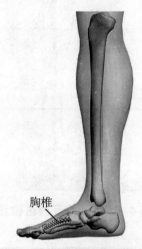

胸椎

图 4-98　胸椎反射区位置

4. 适应症

适应症有胸背酸痛、骨质增生、胸膜炎、胸椎椎间盘突出、胸闷、各种胸椎病。

5. 手法

以食指扣拳法，关节面着力，由足趾端至足跟端紧压足弓骨骼的底缘，向足跟端推压 3 ~ 5 遍，如图 4-99 所示。

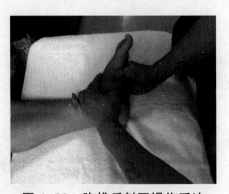

图 4-99　胸椎反射区操作手法

6.阳性意义

双足内侧脊椎反射区毛细血管呈蓝色，提示胃肠功能异常。胸椎增生是由于构成关节的软骨、椎间盘、韧带等软组织变性、退化，关节边缘形成骨刺造成的。

（五）腰椎

1.解剖位置

腰椎位于脊椎中段、胸椎以下、骶骨以上的部位，由5节胸椎骨组成。

2.生理功能

腰椎的生理功能是支持腰部器官，维持躯体平衡，传导神经反射。

3.反射区位置

腰椎的反射区位于双足足弓内侧缘，上接胸椎反射区，下接骶骨反射区，如图4-100所示。

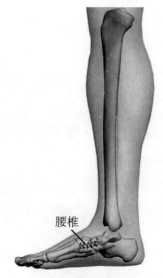

图4-100　腰椎反射区位置

4.适应症

适应症有腰肌劳损、腰椎增生、腰椎椎间盘突出、各种腰椎病。

5.手法

以食指扣拳法，关节面着力，由足趾端至足跟端紧压足弓骨骼的内侧缘，至足弓中部反复3～5遍，如图4-101所示。

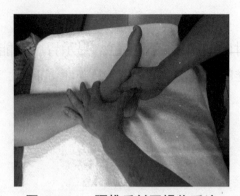

图 4-101　腰椎反射区操作手法

6.阳性意义

此反射区出现纵行黑线，刮压时气体多，提示腰肌劳损。腰椎间盘突出：是纤维环破裂，髓核从破裂处挤出，压迫马尾神经及坐骨神经所致。

（六）骶椎

1.解剖位置

骶骨是脊椎骨的组成部分，由 5 块骶椎组成，上接第五腰椎，下连尾骨。

2.生理功能

骶椎的生理功能是支持下腹部器官，维持躯体平衡，传导神经反射。

3.反射区位置

骶椎的反射区位于双脚足弓内缘（距骨后端到跟骨止），前接腰椎反射区，后连尾骨反射区，如图 4-102 所示。

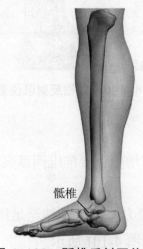

骶椎

图 4-102　骶椎反射区位置

4. 适应症

适应症有骶骨扭挫伤、坐骨神经痛、髋关节痛、骶骨骨质疏松。

5. 手法

以食指扣拳法，关节面着力，由足趾端至足跟端紧压足弓骨骼的底缘，反复3～5遍，如图4-103所示。

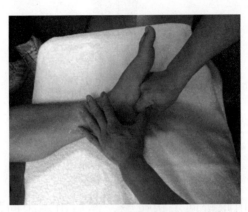

图4-103 骶椎反射区操作手法

6. 阳性意义

骶椎反射区刮压时有颗粒、条索状物，气体多，提示骶椎受伤等。骨质疏松是由缺钙引起的骨密度逐渐减少，而导致的骨结构破坏，骨质吸收增多所致。

（七）内尾骨

1. 解剖位置

尾骨呈三角形，由3～5块尾椎愈合而成，与骶骨形成关节。它是脊柱中最末端退化的部分。

2. 生理功能

尾骨位于脊柱的尾部，参加骨盆组成，承托和保护盆腔内的器官。

3. 反射区位置

内尾骨的反射区位于双脚跟部至脚掌内侧缘，沿跟骨结节向前，呈带状区域，如图4-104所示。

4. 适应症

适应症有坐骨神经痛、尾骨痛、尾骨骨折、各种尾骨痛。

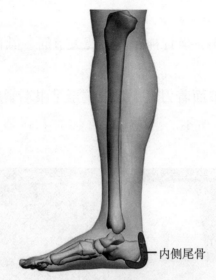

内侧尾骨

图 4-104　尾骨反射区位置

5. 手法

以食指钩掌法，由跟踺向足跟按摩，然后由足跟向足掌方向按摩，压刮 3 遍，如图 4-105 所示。

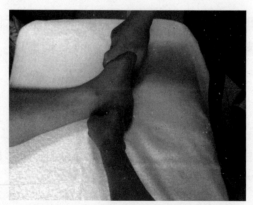

图 4-105　尾骨反射区操作手法

6. 阳性意义

内尾骨反射区刮压时，气体多且刺痛，提示坐骨神经痛等。

（八）子宫或前列腺

1. 解剖位置

子宫是产生月经和孕育胎儿的器官，位于骨盆腔中央，在膀胱与直肠之间，在妊娠期逐渐扩展。前列腺如栗子，底朝上，与膀胱相贴，尖朝下，后面依直肠。

2. 生理功能

子宫、前列腺的生理功能是分泌性激素、调节人体生殖功能。

3. 反射区位置

子宫、前列腺的反射区位于足跟内侧，内踝后下方的三角区域，如图4-106所示。

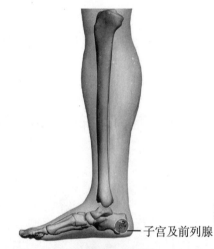

图4-106 子宫及前列腺反射区位置

4. 适应症

适应症有前列腺炎、子宫炎、尿道炎、子宫下垂、前列腺肥大。

5. 手法

以双拇指推掌法，自足跟向近心端压推3～5遍，如图4-107所示。

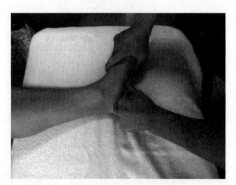

图4-107 子宫及前列腺反射区操作手法

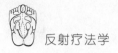

6.阳性意义

此反射区外观凸起、水肿、淤血斑，多见于尿道感染、前列腺炎、子宫炎等。急性子宫炎会伴有白带增多，呈脓性，伴腰痛，下腹不适。

（九）内侧髋关节

1.解剖位置

髋关节由股骨头与髋臼相对构成，前面有髂股韧带，长而坚韧，上方附于髂前下棘的下方，呈"人"字形，向下附于股骨的转子间线。

2.生理功能

髋关节的生理功能是连接躯体下肢，保护盆腔器官，能做屈伸、收展、旋转、环转等运动。

3.反射区位置

髋内侧关节的反射区位于双足内侧踝骨下方和外缘，呈半月形，如图4-108所示。

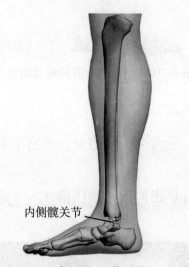

图4-108 内侧髋关节反射区位置

4.适应症

适应症有髋关节炎、股关节痛、坐骨神经痛。

5. 手法

以拇指推法，从下至上推踝关节下半圆 3 遍，如图 4-109 所示。

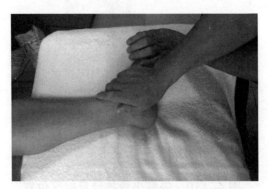

图 4-109　髋关节反射区操作手法

6. 阳性意义

双足内外侧踝关节有明显的红色毛细血管丛，提示高血压、糖尿病；刮压时有刺痛，提示髋关节炎；髋关节炎会导致关节间隙狭小，边缘疼痛，骨破坏而明显骨萎缩等。

（十）内侧坐骨神经

1. 解剖位置

坐骨神经是人体最粗大的神经，起自腰骶部的脊髓，途经骨盆，从坐骨大孔穿出，抵达臀部，然后沿大腿后面下行到足。

2. 生理功能

坐骨神经的生理功能是管理、支配下肢肌肉的感觉和运动。

3. 反射区位置

内侧坐骨神经的反射区从双足内踝关节起沿胫骨内后缘上行至内外膝关节下方凹陷处为止，如图 4-110 所示。

4. 适应症

适应症有坐骨神经痛、足跟痛、膝关节炎。

5. 手法

用拇指指腹，从下至上压推 3 ～ 5 遍，如图 4-111 所示。

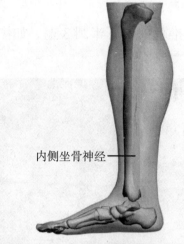

内侧坐骨神经————

图 4-110 内侧坐骨神经反射区位置

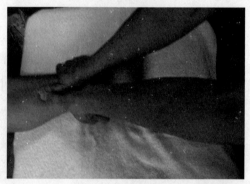

图 4-111 内侧坐骨神经反射区操作手法

6. 阳性意义

推压内侧坐骨神经反射区时，触及气体、硬块，提示坐骨神经痛等。

（十一）直肠、肛门

1. 解剖位置

直肠为大肠的末段，长 15 ~ 16 厘米，位于小骨盆内，穿过盆膈，下端以肛门而终。肛门位于臀部之间，是消化道末端通于体外的开口，平时紧闭，排便时扩张呈圆形，直径为 2 ~ 3 厘米，肛门部的皮肤呈黑色。

2. 生理功能

直肠、肛门的生理功能是暂时存贮代谢废渣及排泄，肛门在括约肌的作用下，收缩时能协助排便。

3.反射区位置

直肠、肛门的反射区位于双足内侧踝关节下跟腱间的凹陷处，从踝骨向上延伸2寸的带状区域，如图4-112所示。

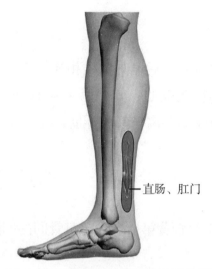

图4-112 直肠、肛门反射区位置

4.适应症

适应症有直肠炎、息肉、便秘、肛裂、腹泻、痔疮等。

5.手法

以拇指推法，自内踝骨后方向上推压3次，如图4-113所示。

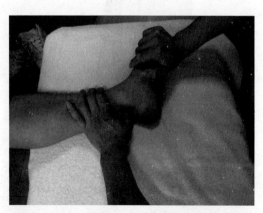

图4-113 直肠、肛门反射区操作手法

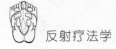

6.阳性意义

推压时有纵向条索状物，提示直肠内存有大便。肛门有阻止肠内容物不自主溢出体外，同时阻止外界的气体、液体等异物进入肠腔的功能。

（十二）内肋骨

1.解剖位置

肋骨有 12 对，左右对称，后端与胸椎相连，第 1～7 肋骨与胸骨相连接，称为真肋，第 8～12 肋称为假肋，其中第 8～10 肋骨与上一肋的软骨相连，形成肋弓，第 11、12 肋前端游离，又称浮肋。

2.生理功能

肋骨的生理功能是保护及支持胸部器官，协助呼吸。

3.反射区位置

内肋骨的反射区位于双脚背第一楔骨与舟骨间的凹陷处，如图 4-114 所示。

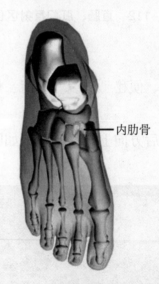

内肋骨

图 4-114　内肋骨反射区位置

4.适应症

适应症有肋软骨损伤、肋间神经痛、肋骨骨折、胸闷。

5.手法

以捏指法，在此反射区定点按揉 3 遍，如图 4-115 所示。

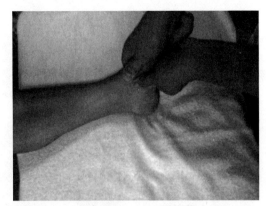

图 4-115 内肋骨反射区操作手法

6. 阳性意义

此反射区推按时，有气体且刺痛，提示肋间神经痛等。内肋骨是整个胸腔的骨架，具有保护肺、心脏、肝脏等器官的作用。

五、足外侧反射区

（一）肩关节

1. 解剖位置

肩关节由肱骨头与肩胛骨的关节盂构成，是典型的球窝关节。关节盂小而浅，关节囊薄而松弛，关节囊内有肱二头肌长头腱通过，关节囊外有喙肱韧带。

2. 生理功能

肩关节的生理功能是支持肩部活动，协助前臂运动，能做屈伸、收展、旋转、环转等运动。

3. 反射区位置

肩关节的反射区位于双足外侧第五跖趾关节处，如图 4-116 所示。

4. 适应症

适应症有肩周炎、手麻、中风、肩背酸痛。

5. 手法

以单食指扣拳法，可分侧、前、后，由足趾向足跟方向，各压刮 3 次，如图 4-117 所示。

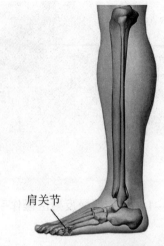

肩关节

图 4-116　肩关节反射区位置

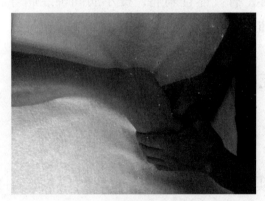

图 4-117　肩关节反射区操作手法

6. 阳性意义

双足小趾关节麻木，提示肩关节活动受限，肩背酸痛。肩关节的正常活动范围在上举 150 度、后伸 40 度、外转 160 度、内收 20 度。

（二）肘关节

1. 解剖位置

肘关节是由三个关节（肱尺关节、肱桡关节和桡尺近侧关节）共同包裹在一个关节囊内组成的复杂关节。

2. 生理功能

肘关节的生理功能是支持肘部活动，协助前臂运动，能做屈伸、收展、旋转、环转等运动。

3.反射区位置

肘关节的反射区位于双足外侧第五跖骨与骰骨关节突起的前后两侧处，如图 4-118 所示。

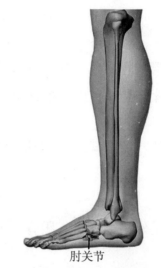

肘关节

图 4-118　肘关节反射区位置

4.适应症

适应症有肘关节脱位、肘关节损伤、手麻、尺骨鹰嘴痛。

5.手法

以单食指扣拳法、双指拳法，在第五跖骨基底的两侧（前、后），各向中部按压 3 次，如图 4-119 所示。

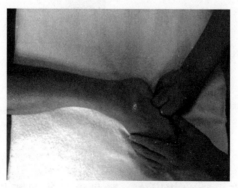

图 4-119　肘关节反射区操作手法

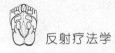

6. 阳性意义

肘关节反射区长鸡眼，提示肘关节活动受限、肘关节炎。肘关节炎要注意保暖或多做些举杠铃、跳绳等运动，也可以打太极拳，切忌剧烈运动。

（三）膝关节

1. 解剖位置

膝关节由股骨内、外侧髁和胫骨内、外侧髁以及髌骨构成，是人体最大且构造最复杂的关节，起自股骨外上髁，止于腓骨小头。

2. 生理功能

膝关节的生理功能是支持膝关节活动及运动，能做屈伸、收展、旋转、环转等运动。

3. 反射区位置

膝关节的反射区位于双足外侧足弓上，跟骨结节的前方，距骨下方呈一半月形区域，如图 4-120 所示。

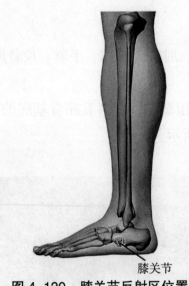

膝关节

图 4-120　膝关节反射区位置

4. 适应症

适应症有膝关节炎、膝关节损伤、髌骨痛、半月板损伤、内风湿关节炎。

5. 手法

先环绕此反射区半月形周边压刮，再定点按压 3 次，如图 4-121 所示。

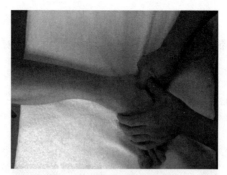

图 4-121　膝关节反射区操作手法

6.阳性意义

膝关节反射区双顶压时，刺痛有气体，提示膝关节劳损、髌骨痛。体重过重会造成膝关节负荷过大。

（四）外尾骨

1.解剖位置

尾骨呈三角形，由 3 ~ 5 块尾椎愈合而成。它是脊柱中最末端的部分，是尾巴的退化器官。

2.生理功能

尾骨的生理功能是承托和保护下腹部器官，维持躯体平衡，传导神经反射。

3.反射区位置

外尾骨的反射区位于双足足跟外侧缘，沿跟骨节外侧，呈带状区域，与尾骨内侧反射区相对，如图 4-122 所示。

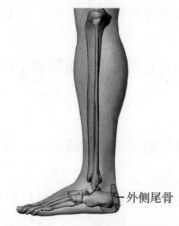

外侧尾骨

图 4-122　外尾骨反射区位置

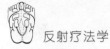

4.适应症

适应症有坐骨神经痛、尾骨受伤、尾骨骨折、各种尾骨痛。

5.手法

以食指钩拳法，先自足跟跟腱处由上而下压刮至足跟外侧，如图 4-123 所示。

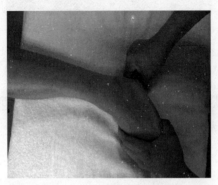

图 4-123　外尾骨反射区操作手法

6.阳性意义

此反射区刮压时，气体多且刺痛，提示坐骨神经痛等。

（五）肩胛骨

1.解剖位置

肩胛骨位于胸廓的后面，是三角形扁骨，介于第 2 ~ 7 肋之间，分为两个面、三个角和三个缘。

2.生理功能

肩胛骨的生理功能是传导神经反射运动时，能上提、下抑、内旋、外展。

3.反射区位置

肩胛骨的反射区位于双足足背第四、五跖骨中间，向上延伸，呈"人"字形，如图 4-124 所示。

4.适应症

适应症有肩周炎、肩胛骨痛、肩胛骨劳损。

5.手法

以双拇指推掌法，沿足趾向近心端推按至肘反射区处左右分开，反复 3 次，如图 4-125 所示。

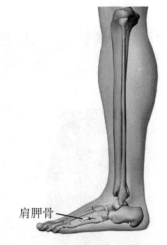

肩胛骨

图4-124 肩胛骨反射区位置

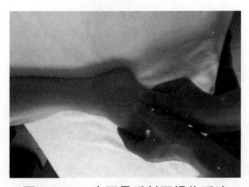

图4-125 肩胛骨反射区操作手法

6.阳性意义

推按此反射区时，骨骼酸痛，提示肩胛骨劳损等。

（六）生殖腺（卵巢或睾丸）

1.解剖位置

睾丸位于阴囊内，左右各一，呈微扁的椭圆形，表面光滑，分内侧、外侧两面，前、后两缘和上、下两端。卵巢位于子宫底的后外侧，与盆腔侧壁相接。

2.生理功能

睾丸的生理功能是生精，分泌雄激素，也分泌少量雌激素；卵巢的生理功能是生卵，分泌雌激素，也分泌孕激素和少量雄激素。

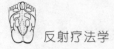

3. 反射区位置

睾丸和卵巢的反射区位于双足外踝后下方与跟腱前方的三角形区域，如图4-126 所示。

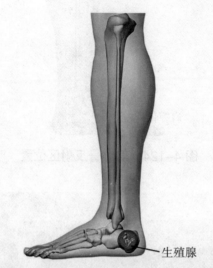

生殖腺

图 4-126　睾丸、卵巢反射区位置

4. 适应症

适应症有性功能低下、不孕症、痛经、月经不调、阳痿、早泄。

5. 手法

以食指钩指法，向足底压刮 3 次，如图 4-127 所示。

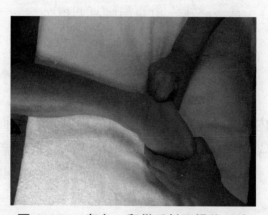

图 4-127　睾丸、卵巢反射区操作手法

6. 阳性意义

双足外踝关节处有明显凸起、肿胀，提示性功能低下、阳痿、早泄等。女

性要注意卵巢保养，提高卵巢的储备能力，促进卵泡发育和排卵，调理月经不调，以延缓衰老。

（七）外侧髋关节

1. 解剖位置

髋关节由股骨头与髋臼相对构成，前面有髂股韧带，长而坚韧，呈"人"字形，向下附于股骨的转子间线。

2. 生理功能

髋关节的生理功能是连接躯体下肢，保护盆腔器官，能做屈伸、收展、旋转、环转等运动。

3. 反射区位置

外侧髋关节的反射区位于双足外侧踝骨下方和外缘，呈半月形，如图4-128 所示。

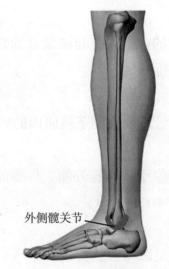

外侧髋关节

图 4-128　髋关节反射区位置

4. 适应症

适应症有髋关节炎、股骨头坏死、坐骨神经痛。

5. 手法

以拇指推法，从下至上推踝关节下半圆 3 ~ 5 遍，如图 4-129 所示。

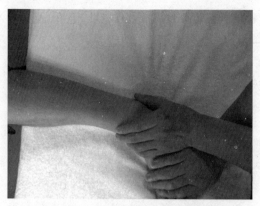

图 4-129　髋关节反射区操作手法

6. 阳性意义

双足内外侧踝关节有明显的红色毛细血管丛，提示高血压、糖尿病。刮压时有刺痛，提示髋关节炎。

（八）外侧坐骨神经

1. 解剖位置

坐骨神经是人体最粗大的神经，起自腰骶部的脊髓，途经骨盆，从坐骨大孔穿出，然后沿大腿后面下行到足。

2. 生理功能

坐骨神经的生理功能是管理及支配下肢肌肉的感觉和运动。

3. 反射区位置

外侧坐骨神经的反射区位于双小腿外侧，外踝前缘，沿腓骨前侧向上，至腓骨头前下方凹陷处，如图 4-130 所示。

4. 适应症

适应症有坐骨神经痛、足跟痛、膝关节炎。

5. 手法

用拇指指腹或拇指关节处，沿反射区由下向上推按，如图 4-131 所示。

6. 阳性意义

推压此反射区时，触及气体、硬块，提示坐骨神经痛等。

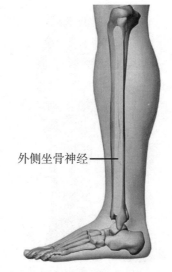

外侧坐骨神经

图 4-130　坐骨神经反射区位置

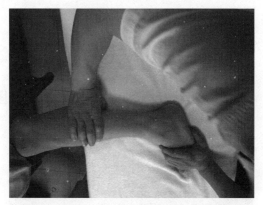

图 4-131　坐骨神经反射区操作手法

（九）下腹部

1.解剖位置

下腹部是指小腹，位于肾之下、大肠之前，骨盆和腹部之间的身体部分，包括空肠、回肠。

2.生理功能

下腹部的生理功能是调节所属器官的排泄。

3.反射区位置

下腹部的反射区位于双足外踝后下方与跟腱上方二寸，呈一带状区域，如图 4-132 所示。

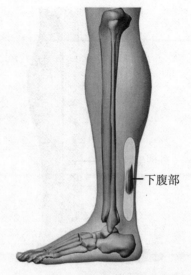

图 4-132 下腹部反射区位置

4.适应症

适应症有性功能低下、不孕症、痛经、直肠炎、疝气、便秘。

5.手法

以拇指推掌法，自外踝关节后方起向上推压 3 遍，如图 4-133 所示。

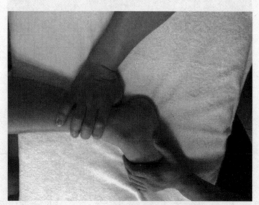

图 4-133 下腹部反射区操作手法

6.阳性意义

双足外踝关节处有明显凸起、周围出现水肿，提示性功能低下，腹部有炎症、便秘等。

（十）外肋骨

1. 解剖位置

肋骨有 12 对，左右对称，后端与胸椎相连，第 1～7 肋骨与胸骨相连接，称为真肋，第 8～12 肋称为假肋，其中第 8～10 肋骨与上一肋的软骨相连，形成肋弓，第 11、12 肋前端游离，又称浮肋。

2. 生理功能

肋骨的生理功能是保护、支持胸部器官。

3. 反射区位置

外肋骨的反射区位于双足骰骨、舟骨和距骨之间，即肩胛骨反射区分叉后下方，如图 4-134 所示。

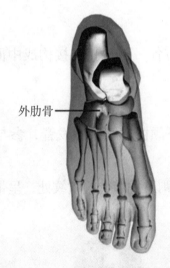

外肋骨

图 4-134 外肋骨反射区位置

4. 适应症

适应症有肋软骨损伤、肋间神经痛、肋骨骨折、胸闷。

5. 手法

以拇指捏指法，在此反射区定点按压 3 遍，如图 4-135 所示。

6. 阳性意义

此反射区推按时，有气体且刺痛，提示肋间神经痛等。

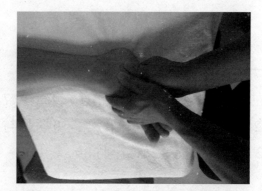

图4-135　外肋骨反射区操作手法

六、足背部反射区

（一）上颌

1.解剖位置

上颌居颜面中部，左右各一，互相连接构成中面部的支架。上、下两者之间的凹缘称为乙状切迹。

2.生理功能

上颌的生理功能是与下颌协同咀嚼、发音，参与上下颌关节运动。

3.反射区位置

上颌的反射区位于双足跗趾关节上的横纹处，呈带状区域，如图4-136所示。

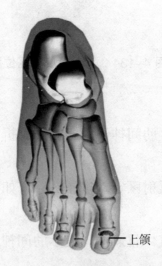

——上颌

图4-136　上颌反射区位置

4.适应症

适应症有口腔溃疡、牙痛、口疮、上下颌关节炎、牙周病。

5.手法

以拇指扣指法，由内向外推压3遍，如图4-137所示。

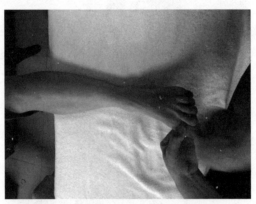

图4-137　上颌反射区操作手法

6.阳性意义

双足蹈趾皮肤有网状粗纹且刺痛，提示口腔溃疡、牙痛。

（二）下颌

1.解剖位置

下颌是从下唇正中开始，垂直向下达到额突尖，互相连接构成中面部的支架。上、下两者之间的凹缘称为乙状切迹。

2.生理功能

下颌的生理功能是与上颌协同咀嚼、发音，参与上下颌关节运动。

3.反射区位置

下颌的反射区位于双足蹈趾关节下的横纹处，呈带状区域，如图4-138所示。

4.适应症

适应症有口腔溃疡、牙痛、口疮、上下颌关节炎、牙周病。

5.手法

以拇指扣指法，由内向外推压，如图4-139所示。

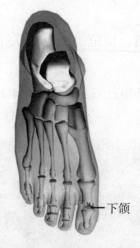

下颌

图 4-138　下颌反射区位置

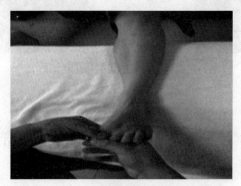

图 4-139　下颌反射区操作手法

6. 阳性意义

双足踇趾皮肤有网状粗纹且刺痛，提示口腔溃疡、牙痛。

（三）扁桃体

1. 解剖位置

扁桃体位于耳垂正面下部，是一对扁卵圆形的淋巴器官，口咽外侧壁有腭咽弓和腭舌弓，形成三角形凹陷。

2. 生理功能

扁桃体的生理功能是产生淋巴细胞和抗体，具有抗细菌、抗病毒的防御功能，能吞噬病菌，提高免疫功能。

3. 反射区位置

扁桃体的反射区位于双足踇趾第一趾背面，伸至踇肌腱两侧凹陷处，如图

4-140 所示。

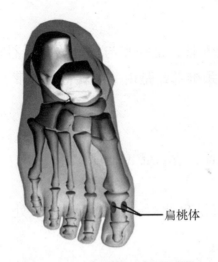

扁桃体

图 4-140　扁桃体反射区位置

4. 适应症

适应症有扁桃体炎、扁桃体肿大、化脓、感冒、发烧。

5. 手法

以双拇指扣指法，推压 3 遍，如图 4-141 所示。

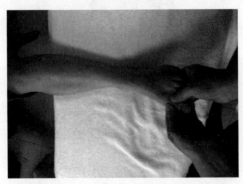

图 4-141　扁桃体反射区操作手法

6. 阳性意义

双足蹈趾麻木，提示血液循环差、感冒、发烧等。扁桃体发炎伴有胃寒、发热、头痛、咽喉肿痛等症状。

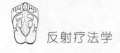

（四）喉

1. 解剖位置

喉上通喉咽、下接气管，是呼吸与发音的重要器官。喉位于颈前正中部，相当于成人的第 3 ~ 6 颈椎部，是由一组软骨、韧带、喉肌及黏膜构成的锥形管状器官。

2. 生理功能

喉的生理功能是发音、清除空气中的灰尘。

3. 反射区位置

喉的反射区位于双足足背第一、二跖骨关节处，靠踇趾侧，如图 4-142 所示。

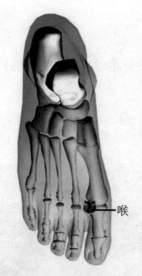

图 4-142 喉部反射区位置

4. 适应症

适应症有咳嗽、喉咽发炎、支气管炎、上呼吸道感染。

5. 手法

以拇指腹压推第一、二趾骨缝凹陷处 3 ~ 5 遍，如图 4-143 所示。

6. 阳性意义

喉反射区骨骼凸起，刮压时有气体，提示喉咽干燥。

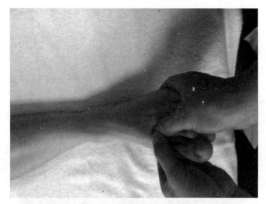

图4-143 喉部反射区操作手法

（五）气管

1.解剖位置

喉上通喉咽，下接气管，是连接喉与肺之间的管道，由软骨、肌肉、结缔组织和黏膜构成。

2.生理功能

气管的生理功能是净化吸入的气体、清除空气中的灰尘。

3.反射区位置

气管的反射区位于双足足背第一、二跖骨缝处，靠踇趾侧，如图4-144所示。

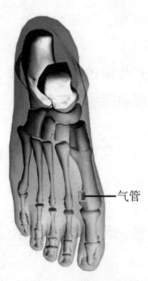

气管

图4-144 气管反射区位置

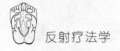

4.适应症

适应症有咳嗽、喉咽发炎、支气管炎、上呼吸道感染。

5.手法

以双手拇指重叠压推第一、二趾骨缝凹陷处3～5遍，如图4-145所示。

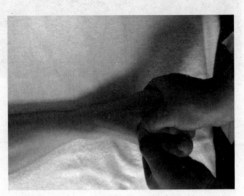

图4-145　气管反射区操作手法

6.阳性意义

气管反射区刮压时，有气体，提示支气管炎。支气管炎应戒烟，不要吃过于辛辣的食物，多吃雪梨可改善肺功能，加强体育锻炼，能消除致病因素。

（六）胸部淋巴

1.解剖位置

胸部淋巴多位于躯干的根部，胸筋膜神经、胸腔器官的附近。

2.生理功能

胸部淋巴的生理功能是产生淋巴细胞和抗体，具有抗细菌、抗病毒的防御功能，能吞噬病菌，提高免疫功能。

3.反射区位置

胸部淋巴的反射区位于双足足背第一、二跖趾近节趾骨，喉反射区下凹陷处，如图4-146所示。

4.适应症

适应症有乳腺炎、乳腺癌、乳腺增生、胸闷、上呼吸道感染。

5.手法

以拇指推掌法，沿第一跖骨外侧，由近心端向足趾方向捏拉3遍，如图4-147所示。

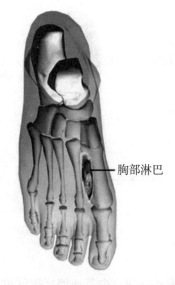

胸部淋巴

图 4-146　胸部淋巴反射区位置

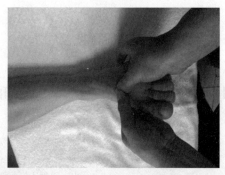

图 4-147　胸部淋巴反射区操作手法

6. 阳性意义

胸部淋巴反射区毛细管出现青灰色，提示胸闷、发烧，有炎症。人体组织发炎时，在腹股沟、腋窝及喉头，很容易摸到淋巴结。

（七）内耳迷路

1. 解剖位置

内耳构造复杂，管道盘旋，形同迷宫，分为半规管、前庭和耳蜗三个部分。

2. 生理功能

内耳迷路的生理功能是传导内耳感觉冲动，维持内耳气压平衡。

3. 反射区位置

内耳迷路的反射区位于双足足背第四、五趾关节间凹陷处，如图 4-148 所示。

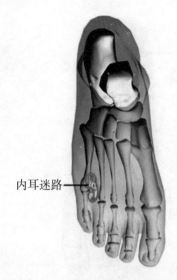

内耳迷路

图 4-148　内耳迷路反射区位置

4.适应症

适应症有晕车、晕船、眼花、平衡障碍。

5.手法

以拇指指腹推第四、五趾骨缝凹陷处 3 ~ 5 遍，如图 4-149 所示。

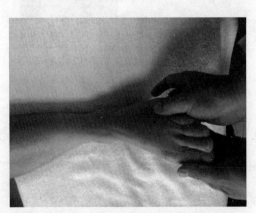

图 4-149　内耳迷路反射区操作手法

6.阳性意义

双足四、五趾推压时，有气体、硬块，提示内耳气压不正常，平时有晕车、晕船等现象。

（八）胸部、乳房

1. 解剖位置

胸部可分为上界和下界，上界为胸廓上口，下界连于三角肌前后缘。乳房位于胸大肌和胸筋膜的表面，柔韧而富有弹性，在青春期以后逐渐发达，生产后会分泌乳汁。

2. 生理功能

胸部的生理功能是参与呼吸；乳房的生理功能是分泌乳汁。

3. 反射区位置

胸部、乳房的反射区位于双足足背第三、四跖背侧，如图4-150所示。

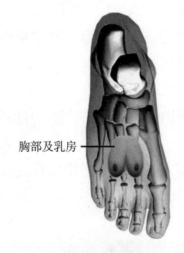

胸部及乳房——

图4-150 胸部及乳房反射区位置

4. 适应症

适应症有乳腺炎、乳腺癌、乳腺增生、胸闷、上呼吸道感染。

5. 手法

以双拇指推掌法，双手拇指横推反射区，由足趾向足跟方向推压3遍，如图4-151所示。

6. 阳性意义

双足足背肿胀，休息后减轻。提示胸闷、上呼吸道感染。女性按摩此反射区时，触摸到硬块，应配合乳房检查。

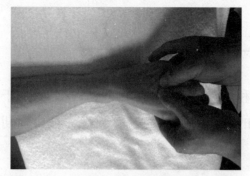

图 4-151　胸部及乳房反射区操作手法

（九）横膈膜

1.解剖位置

横隔膜是隔开胸腔和腹腔之间的一层薄膜，位于心脏和双侧肺脏的下面，肝脏、脾脏、胃的上方，就像一个大圆盘平放在身体内，隔开胸腹腔，随着呼吸运动而上下运动。

2.生理功能

横膈膜的生理功能是帮助肺呼吸，呼吸时可控制排便，呕吐时会增加腹压。

3.反射区位置

横膈膜的反射区位于双足足背跖骨、楔状骨关节处，横跨足背左右侧的一个带状区域，如图 4-152 所示。

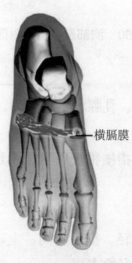

——横膈膜

图 4-152　横膈膜反射区位置

4. 适应症

适应症有咳嗽、气喘、打嗝、恶心、呕吐、心绞痛。

5. 手法

以单手拇指指腹推横膈膜反射区，反复 3 遍，如图 4-153 所示。

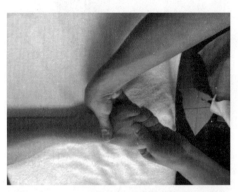

图 4-153　横膈膜反射区操作手法

6. 阳性意义

此反射区骨骼较为凸出，提示呼吸困难、打嗝、恶心等。女性穿过高的高跟鞋，会引起横膈膜不适，而导致心脏疼痛。

（十）上身淋巴腺

1. 解剖位置

淋巴是人体内的无色透明液体，内含淋巴细胞，由组织液渗入淋巴管后形成，分布在全身各部。淋巴在淋巴管内循环，最后流入静脉。

2. 生理功能

淋巴腺的生理功能是过滤淋巴液和参与免疫，产生淋巴细胞和抗体，具有抗细菌、抗病毒、吞噬病菌的功能。

3. 反射区位置

上身淋巴腺的反射区位于双足外踝关节前下方凹陷处，如图 4-154 所示。

4. 适应症

适应症有淋巴阻塞、发烧、水肿、淋巴癌、踝部肿胀、淋巴瘤。

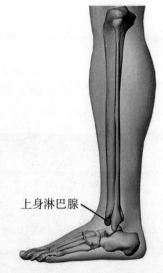

图 4-154　上身淋巴腺反射区位置

5. 手法

以双手拇指腹压推踝关节外侧凹陷处 3 ～ 5 遍，如图 4-155 所示。

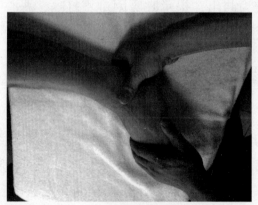

图 4-155　上身淋巴腺反射区操作手法

6. 阳性意义

双足内外踝关节周围出现水肿，提示发烧，淋巴有炎症。上身淋巴腺发炎会引起发炎、发烧、肿痛。

（十一）下身淋巴腺

1. 解剖位置

淋巴是人体内的无色透明液体，内含淋巴细胞，由组织液渗入淋巴管后形成，分布在全身各部。淋巴在淋巴管内循环，最后流入静脉。

2. 生理功能

淋巴腺的生理功能是过滤淋巴液和参与免疫，产生淋巴细胞和抗体，具有抗细菌、抗病毒、吞噬病菌的功能。

3. 反射区位置

下身淋巴腺的反射区位于双足内踝关节前下方凹陷处，如图4-156所示。

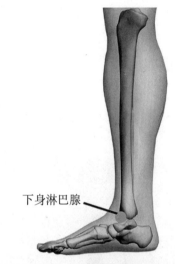

下身淋巴腺

图4-156　下身淋巴腺反射区位置

4. 适应症

适应症有淋巴阻塞、发烧、水肿、淋巴癌、踝部肿胀、淋巴瘤。

5. 手法

以双手拇指腹压推踝关节外侧凹陷处3～5遍，如图4-157所示。

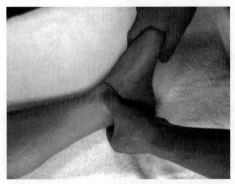

图4-157　下身淋巴腺反射区操作手法

6. 阳性意义

双足内外踝关节周围出现水肿，提示发烧，淋巴有炎症。淋巴瘤会出现发热、瘙痒、盗汗、消瘦等症状。

（十二）解溪

1. 解剖位置

解溪位于足背与小腿交界处的踝关节横纹中央凹陷中，当踇长伸肌腱与趾长伸肌腱之间。解溪是足阳明胃经的穴位，有平喘止咳之功效。

2. 生理功能

解溪的生理功能是化痰止咳。

3. 反射区位置

解溪的反射区位于两踝关节横纹中点，如图 4-158 所示。

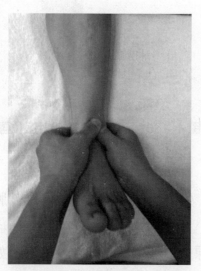

图 4-158　解溪反射区位置

4. 适应症

适应症有下肢痿痹、止咳、头痛、眩晕。

5. 手法

双手拇指腹重叠点压 3 ～ 5 遍，如图 4-159 所示。

6. 阳性意义

此反射区顶压时，有节结且刺痛，提示感冒、发烧等。

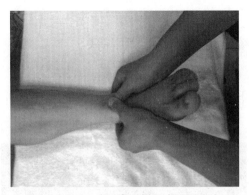

图 4-159 解溪反射区操作手法

（十三）腹股沟

1.解剖位置

腹股沟位于阴茎根部两侧的腹股沟管，是连接腹部和大腿的重要部位，是向睾丸输送血液和连接神经的通路。

2.生理功能

腹股沟的生理功能是促进下腹部血液循环，增强性功能。

3.反射区位置

腹股沟的反射区位于内踝尖正前方凹陷处，如图 4-160 所示。

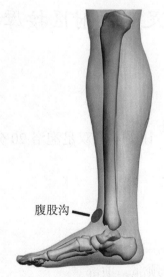

腹股沟——

图 4-160 腹股沟反射区位置

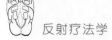

4. 适应症

适应症有生殖系统疾患、性功能障碍等。

5. 手法

以双手拇指腹从下至上平推 3 ~ 5 遍，如图 4-161 所示。

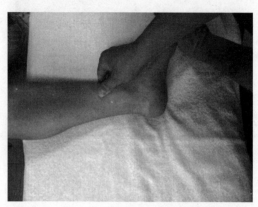

图 4-161　腹股沟反射区操作手法

6. 阳性意义

推按时刺痛，有明显凸起，提示性功能低下、阳痿、早泄等。腹股沟是隐私部位，也是性敏感区域之一，此处潮湿，不透气，会影响性功能障碍。

第四节　足部反射区按摩操作程序

一、泡脚

用 42℃ ~ 48℃的热水，让受术者双足泡浴 20 分钟。

二、局部放松

（一）颈部放松按摩

1. 按摩师拿揉受术者的颈部、项部。

2. 按摩师旋转、拨动受术者的颈椎两侧。

3. 按摩师双拇指点压受术者的风池穴、风府穴。

4. 按摩师十指交叉，用掌根挤压受术者的颈椎两侧。

5. 按摩师一手扶住受术者的头顶，一手托住受术者的下颌做颈部屈伸运动，前后左右交替屈伸运动。

6. 按摩师按摩受术者的小鱼际，自上而下刮受术者的颈项肌。

7. 按摩师双手掌搓热后，捂于受术者的颈项肌至肩部。

8. 按摩师双手提拿受术者的双肩部。

9. 按摩师单肘揉受术者的肩部。

10. 按摩师双手扣击受术者的肩部。

（二）背腰部放松按摩

1. 按摩师用掌根自上而下揉受术者的膀胱经 5 ~ 8 次。

2. 按摩师双手拇指横位自上而下弹拨受术者的膀胱经 5 ~ 8 次。

3. 按摩师双手拇指自上而下点按受术者的背腧穴 5 ~ 8 次。

4. 按摩师用十指自上而下疏理受术者的背腰部，而后自腰向上捏脊 5 ~ 8 次。

5. 按摩师双手搓热后，掌根捂受术者的肾俞，然后自肾俞推至肚脐，再拉回带脉，双手晃腰 3 ~ 5 次。

（三）活动肩关节

1. 按摩师一手扶受术者的肩，另一手托受术者的肘关节，做顺时针和逆时针方向摇肩各 10 圈。

2. 按摩师向上拔伸受术者，向后牵拉受术者各 10 次。

3. 按摩师一手握住受术者的腕关节，一手扶住受术者的肩部，向对侧牵拉 5 ~ 6 次。

4. 按摩师向受术者的后上方背拉前臂，做完一侧，再做另一侧。

5. 受术者双手抱头，按摩师双手握住受术者的两侧肘关节，单膝自上而下点压受术者的膀胱经。

6. 按摩师一手握住受术者的肩关节，一手固定受术者的腰部，做交替挑腰部，做完一侧，再做另一侧。

7. 受术者坐在足部按摩椅上，按摩师一手握住受术者的手掌，一手自上而下拿揉受术者的上肢内外侧 3 ~ 5 次。

8. 按摩师双手握住受术者的大小鱼际，交替揉腕关节 5 ～ 8 次。

9. 按摩师拇指点压曲地、内关、劳功三个穴位，双拇指交替推手心 3 ～ 5 次。

10. 按摩师双手掌自上而下搓受术者的一侧上肢 3 ～ 5 遍。

11. 做完一侧，再做另一侧，结束按摩手法，共计 20 分钟。

三、足部按摩

全足按摩应先从左脚开始按摩，首先分轻、中、重三种力度检查心脏反射区，其次是做泌尿系统，打开排毒通道，再分别按足底、足内侧、足外侧、足背各反射区。在操作一侧足部时，应遵循由上到下、由内到外的反射区顺序操作。

（一）双足放松

1. 按摩师以拇指指腹与其余四指自上而下拿揉受术者的小腿内外侧。

2. 按摩师以全手掌自上而下交替拉抹受术者的小腿后侧，受术者屈膝，按摩师以大鱼际与四指相对用力交替拿捏受术者的小腿后侧。

3. 按摩师以空拳叩击受术者的小腿内外侧。

4. 放松踝关节：

（1）"金鱼摆尾"：按摩师以双手掌根夹住受术者的内外踝下缘，在水平面上做前后方向（针对按摩师而言）的摆动。

（2）"翻江倒海"：按摩师一手托住受术者的足跟，另一手放于受术者的足内侧或是足外侧，向一侧按压足部，使踝关节有牵拉感，做完一侧，再做另一侧。

5. 按摩师以一手掌面分别擦热受术者的足背、足内侧、足外侧、足心。

6. 放松脚趾：

（1）按摩师用双手大鱼际，自大脚趾到小脚趾方向抱揉受术者的脚趾根部。

（2）按摩师将双手掌分别放于受术者的大脚趾、小脚趾的一侧，相对用力夹住受术者的脚趾，做方向相反的快速揉搓。

（3）按摩师用虚掌交替拍打受术者的脚趾背侧。

（4）按摩师用空拳交替叩击受术者的背侧、脚趾根部。

7.活动髋关节：受术者的一侧小腿放于另一侧小腿上，按摩师一手按住受术者上边的小腿脚踝，另一手扶于受术者的膝盖处，左右晃动受术者的整个下肢。

（二）检查心脏

按摩师将受术者右脚用毛巾包好，以轻、中、重三种力度检查心脏反射区。

1.用轻手法操作心脏反射区，如有很痛的感觉，说明受术者的心脏已患有某种疾病；如疼痛无法忍受，说明受术者心脏的问题比较严重，应立即停止按摩；如疼痛还可以忍受，这时对受术者进行足部按摩时，双足按摩的时间不能超过10分钟，并且力度也要轻柔。

2.用中手法操作心脏反射区，如有痛感，说明受术者的心脏可能有功能性的问题，这时可以对受术者的足部进行全足按摩，但力度要适中。

3.用重手法操作心脏反射区，如有痛感，说明受术者的心脏可能有一点小问题，可以正常操作。

（三）做基本反射区

基本反射区也称泌尿系统或是排毒通道，包括肾上腺、肾脏、输尿管、膀胱、尿道、腹腔神经丛六个反射区。

（四）做足底反射区

按摩师按摩足底反射区时，要遵循自上而下、由内到外的顺序。

1.左足足底操作顺序：额窦→大脑、脑垂体→颈项→三叉神经→小脑、脑干→眼→耳→降压点→食道→甲状腺→斜方肌→肺及支气管→胃→胰→十二指肠→心脏→脾→基本反射区→小肠→横结肠→降结肠→乙状结肠、直肠→肛门→失眠点→生殖腺。

2.右足足底操作顺序：额窦→大脑、脑垂体→颈项→三叉神经→小脑、脑干→眼→耳→降压点→食道→甲状腺→斜方肌→肺及支气管→胃→胰→十二指肠→肝脏→胆→基本反射区→小肠→盲肠、阑尾→回盲瓣→升结肠→横结肠→失眠点→生殖腺。

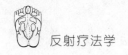

（五）做内侧反射区

做内侧反射区的操作顺序：鼻→颈椎→甲状旁腺→胸椎→腰椎→骶椎→内尾骨→前列腺（子宫）→内髋关节→内侧坐骨神经→直肠、肛门。

（六）做外侧反射区

做外侧反射区的操作顺序：肩关节→肘关节→膝关节→外尾骨→肩胛骨→生殖腺→外髋关节→外侧坐骨神经→下腹部。

（七）做背侧反射区

做背侧反射区的操作顺序：上颚→下颚→扁桃腺→胸部及乳房→胸部淋巴→内耳迷路（平衡器官）→喉→气管→膈（横膈膜）→内肋骨→外肋骨→上身淋巴腺→下身淋巴腺→解溪→腹股沟。

（八）双足保暖

按摩师用毛巾将受术者的双足包好，以防受凉。

以上便是整个足部按摩操作顺序，做完按摩后，可让受术者平躺休息20～30分钟，并喝大量温水，可有效促进排毒。

下篇

手诊

望、闻、问、切是中医诊断的纲领，被称为中医四诊。《难经》指出："望而知之谓之神，闻而知之谓之圣，问而知之谓之工，切脉而知之谓之巧。"望诊学历来被医家所重视，扁鹊见蔡桓公的故事，就是对望诊的绝佳运用。上古的医学典籍《黄帝内经》就指出："视其外应，以知其内脏，则知其所病矣。"元朝大医学家朱丹溪亦言："欲知其内脏，当现乎外，诊于外者，斯以知其内，盖有诸内者必现于外。"

望诊的最高境界是一会即觉，即患者来诊后，通过观察病人的形态，看上患者一眼，大概就知道患者因何病而来。其实不仅仅是医者，日常生活，我们在与人相处的过程中，也经常会通过视觉效应来大概判断出对方的性格。

中医的望诊包括面诊、眼诊、耳诊、唇诊、舌诊、手诊等。《黄帝内经》指出："有诸形于内，必形于外。"恰如一棵大树或者一盆植物，如果根部缺乏养分或者腐烂了，最先表现出问题的一定是树叶。那么大树的根部恰如人体的五脏六腑，大树的枝干恰如人体的躯干，大树的树叶就像是人体的手掌一样，展开直接呈现在眼前。俗话说"一叶知秋"，手掌就像树叶一样可以反映人体的生命力。随着医疗水平的提高，"未病先防"越来越受到人们的重视，我们完全可以通过手诊的学习，提前感知整个身体的状况。手的纹理、气色是微循环控制的，跟经络有关。手部有 6 条经络、300 多个穴位、40 多个反射区，是五脏六腑健康状况的缩影。

总之，手诊是一门实践性很强的科学。但手诊不是万能的，同其他中西医诊断和仪器诊断一样，同样有它的局限性，更需要与其他诊断方法综合在一起应用，才能更好地为临床服务。

第五章　观手掌知健康

娇美的容颜，得体的服饰，精致的妆容，优雅的举手投足，气质不凡的谈吐，缜密的逻辑思维，都能令人信心倍增、散发光芒。但是这些都可以通过后天的学习、培训不断完善，在社交场合中，在举手投足之间，手与人、手与物都有着频繁的接触，人们有意无意地都会注意到你的手，会给你的手打分，甚至以手来看你的为人及修养，推断你的际遇及境况。脸上的表情、说出的语言，都可以经过润色和伪装，但是手却是实实在在、真真切切的存在。手比身体的其他部分更能显示出年龄的痕迹，手也是五脏六腑的缩影。

第一节　手上的奥秘

一、握手看性格

手是造物之宝，蕴含着一定的性格信息。如握手时，一双饱满、修长、圆润、柔软、光滑的手，会给别人留下美好的印象，正如我们平时所说的"心慈手软"，我们会通过握手感觉到对方的温柔、慈善、宽和，而一双干瘪、瘦小、枯萎、粗糙的手，往往使对方感受不良，正如我们平时所说的"心狠手辣"，我们会觉得对方比较难相处，通过握手感受到对方的固执、强硬，甚至凶狠和毒辣。纤细之手多柔顺，尖长之手总缠绵，短粗之手表直率，糙大之手表勤劳。

我们在握手之前，在对方伸出手的瞬间，就可以根据对方伸出手的拇指和食指的夹角来判断对方的性格。如果对方两指之间的夹角小于 30 度（如图 5-1 所示），往往提示对方的体质比较差，健康状况不佳，性格比较内向、谨慎、小心和犹豫不决，不喜欢改变自己和周围环境。对于这样的人，我们可以建议他自己多做决定，少一些忧思、顾虑，因为中医讲"思伤脾"，思虑过度会使脾胃受损，而脾胃又为后天之本，后天之本不固，身体失去健康。

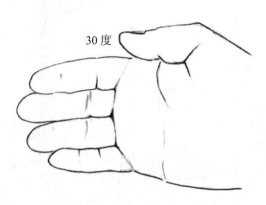

图 5-1　拇指与食指间夹角 30 度

如果对方两指之间的夹角在 45 度左右（如图 5-2 所示），往往提示对方健康状况比较良好，性格比较灵活，为人慷慨，不喜欢拘束，独立能力强，富有同情心，属于平和质。

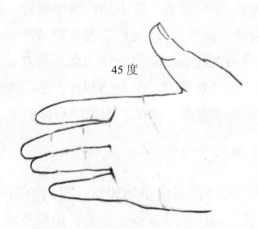

图 5-2　拇指与食指间夹角 45 度

如果对方两指之间的夹角大约在 90 度（如图 5-3 所示），往往提示对方身体比较强健，精力充沛，但是肝火旺盛，易怒，独立心极强，自我主义，不易受环境束缚，但往往大意、粗心、莽撞。对于这样的人，可以建议对方凡事三思而后行，不要急于行动和做决定。

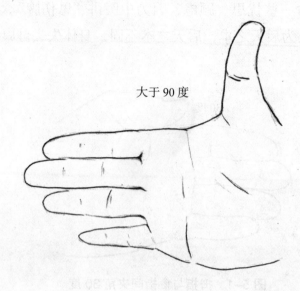

大于 90 度

图 5-3　拇指与食指间夹角大于 90 度

二、手温测气血阴阳

《黄帝内经》认为："掌中热者，腹中热；掌中寒者，腹中寒。"《灵枢》中说："夫四末阴阳之会者，此气之大络也。"意思是说手足是阴阳经脉气血会合联络的部位。人体生命力的旺盛、衰弱，密切联系着双手的功能。手掌是手阴经和手阳经的交汇处，既气血相通，又经络相连，手的寒热温凉可以反映身体的阴阳是否平衡。如果双手温暖、润泽，则说明身体健康、性格随和。

（一）手冷阳气虚

有些人手脚冰凉，天冷的时候更加明显，是因为阳气亏虚，无力推动气血运行到四肢末端所致。而阴阳是互生互助的，阳损及阴，阴损及阳，阳虚久病必伤阴血，阴血亏虚也会导致阳气的进一步亏损。所以手脚冰凉的人，男女均可见到，而以女性居多，因为女性经血必耗阴血。此类人群往往伴有倦怠乏力、腰膝酸软、肠胃不适等表现，这常是阳气虚弱的表现。这类人平时可多吃一些性质偏温热，具有温补阳气作用的食物，如羊肉、猪肚、红枣、桂圆、生姜等。此外，还要加强锻炼，注意保暖。

（二）手热阳盛或阴虚

有些人的双手摸起来似炭火一般，不再是感觉温暖，而是有灼热感，自己也会时常感到五心烦热、口中冒火、口干口臭、面部痤疮、大便臭秽。此类人群往往长期暴饮暴食，肆食辛辣、刺激的食物，嗜烟酒、肥甘厚味，导致胃火炽盛引起食火内灼，是实热食火导致的阳盛。这种情况应该告知患者，病从口入，宜以清淡饮食为主，以避免高血压、高脂血症、糖尿病等慢性病，"鱼生痰、肉生火""萝卜、白菜保平安"。

另一种人群虽然握手之初，感觉手温比较高，再握时反而不是很热，此热乃虚火，非实火所致。此类人群往往伴有两颧泛红、口干舌燥、喜饮水、心烦、失眠、多梦等阴虚火旺的表现。这类人要少吃温燥的食品和调味品，如榴莲、花椒、肉桂、牛羊肉等，注意规律作息，平时可以顺应季节变化，食用一些养阴生津的当令水果，如荸荠、梨、西瓜等。

（三）手干阴液亏虚

有些人的双手比较干燥，犹如枯萎的树叶般，缺乏光泽，尤其是秋冬季节会加重，还会伴有脱皮、皲裂。这是气血不畅，体内阴血、津液不足的表现，中医讲"血虚不荣"，试想一盆缺水的植物怎么可能长得欣欣向荣？要想改善这种状况，应该从内调理，因为涂抹护手霜，虽可缓解一时之急，却不能解决体内阴液亏虚的问题，平时应该注意滋阴养血，减少熬夜，避免劳累，适当补充桂圆、红枣、当归、百合、黄精等。

（四）手黏阴虚火旺

有些人的手心总是黏乎乎的，容易出汗。此类人群容易出现内分泌疾病，伴有烦热、咽干、口燥等症状。这是典型的阴虚火旺的表现，是阴液亏虚到一定程度，阴虚化火，阴虚火旺所致，调理上应以"补阴"为主，特别是要滋肾阴、养心阴。平时应该减少汗出，泡脚、汗蒸、桑拿所致的被动汗出都应该避免，日常饮食中少吃羊肉、洋葱、葱、姜、蒜等热性食物，补充一些山药、红豆、红薯、枸杞、黑豆、黑木耳等。

对于通过手掌的寒热温凉辨识气血阴阳，有歌诀总结如下："手掌长握热到烫，多是实热炎症伤；握久反而不觉热，多是体内有虚火。手掌握着像冰块，

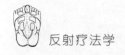

寒气游窜体内外；若是只有手指寒，心脏血管慢循环。"

三、手感辨体质状况

手感厚实而且富有弹性，是最佳的身体状况，往往提示身体健康、体质壮实，性格也比较慈善、温和。如果手感比较僵硬，缺乏弹性，则提示消化功能比较差，中医认为"脾主四肢"，脾胃的吸收、运化功能直接影响四肢末端的肌肉是否充盈、饱满，俗话说"手掌如铁奔波不竭"。此类人大多属于劳碌命，性格比较固执，遇事不懂得变通。如果手感比较柔软，就像摸到一团棉花似的轻柔，则往往提示体质纤弱，精力有限，经常会出现倦怠乏力，过劳则气虚乏力的现象。这类人往往喜欢坐享其成，多是脑力劳动者，身体素质比较差，所以有"掌软如棉闲且有钱"之说。

第二节　观手指探五脏

一、拇指主呼吸

拇指为手太阴肺经所过之处，十二经脉之首即为手太阴肺经，为什么手太阴肺经是十二经脉的起源？《素问·灵兰秘典论》说："肺者，相傅之官，治节出焉。""肺主治节"就是说肺主呼吸，随着肺脏一呼一吸的呼吸运动，治理和调节全身气机的升降出入运动。《素问·平人气象论》说"心藏血脉之气"，所以中医有"心主血脉""诸血皆归入心"的认识，因为"气为血之帅"，所以肺脏的气机运动有助于心脏推动和调节血液的运行，肺主皮毛，肺的宣发和肃降功能，治理和调节津液的输布、运行和排泄。肺脏如果出现问题，在拇指上会有所反映，如果拇指指端肥大，则说明呼吸系统的功能比较差。此类人群容易患感冒、鼻塞、鼻炎、支气管炎、哮喘等呼吸系统的疾病，出现免疫力低下、气短乏力、气少不足息等症状。《素问·病能论》说："肺为藏之盖也。"肺有"华盖"之称。肺脏就相当于五脏六腑抵御外邪的第一道屏障。

二、食指主消化

食指为手阳明大肠经的循行部位，《素问·灵兰秘典论》说："大肠者，传道之官，变化出焉。"所以大肠具有传导糟粕、下降浊气、升华精气的作用。彭用光《体仁汇编·大肠药性》谓："传不洁之道，变化物之形。"如果食指出现变形或者有青筋暴露，则说明消化系统出现了传达、运输功能障碍，多有便秘、腹胀，或者便溏、泄泻等症状。由于肺和大肠相表里，如果肺气不足，必然会影响大肠的传导、运输功能，所以拇指下方的大鱼际，也可以反映消化系统的功能。小儿推拿里面就将大鱼际这个部位的中间定位为板门穴，板门穴具有健运脾胃、消除食积、促进消化的作用。因为小儿脏腑清灵，易趋康复，所以揉板门能迅速缓解患儿消化不良引起的食积、腹胀、便秘等症状。

三、中指主心脑

中指为手厥阴心包经的循行部位，《素问·灵兰秘典论》说："心者，君主之官。神明出焉。"《灵枢·邪客》说："心者，五脏六腑之大主也，精神之所舍也。"《素问·痿论》说："心主身之血脉。"心包为心脏的包膜，古人认为外邪侵袭心脏，首先伤及心包，所以心包又有"心主"之称。心主血脉，心主神志。所以中指可以反映全身血液循环系统和神经系统两个方面的情况，可以概括为心脑血管状况。如果中指出现瘦弱、苍白、僵硬、不灵活、膨大、粗糙、弯曲，以及指间缝隙比较大等情况，则说明存在心脑血管功能紊乱的情况，或者脑组织缺氧、用脑劳心过度，心脑血管动脉硬化，心气不足，神志不安，此时应该预防冠心病、高血压等心脑血管疾病。

四、环指（无名指）主内分泌

环指为手少阳三焦经的循行部位，《素问·灵兰秘典论》说："三焦者，决渎之官，水道出焉。"日本人将无名指称为"药指"。手少阳三焦经主全身水液代谢，所以无名指和内分泌系统关系密切。因上、中、下三焦包含了人体的五脏六腑，所以环指偏长、粗壮的人，大多精力旺盛、身体康健、思维敏捷。而环指变形、弯曲、有青筋暴露，则说明内分泌功能紊乱，易出汗、精神疲惫、情绪抑郁、月经不调，即便身体查不出明确的疾病，也经常处于亚健康状态。有报道显示，无名指比食指长的人具有更强的赚钱能力，但如果无名指过长，超过中指上指节一半以上，则会出现因生活不规律，熬夜、饮酒、纵欲过度、劳累等影响健康状况的现象。如果无名指短于中指指端的一半以下，则会出现气虚、气不够用的现象。如果无名指的下指节粗大，则会出现性功能异常，以性功能亢进居多，经常会有阴虚火旺的表现。

五、小指主生殖

小指为手太阳小肠经和手少阴心经的循行部位，小肠的主要生理功能是受盛、化物和泌别清浊。所以小指也可以反映消化系统的功能，因手厥阴心包经是心经的保护屏障，代心经受邪，所以心经的早期症状在中指即会有所体现。而手少阴心经和足少阴肾经互为表里经，手太阳小肠经和足太阳膀胱经互为表里经，所以小指可以反映心和小肠、肾和膀胱的病变，肾主生长、发育和生殖，主骨（主髓）藏精。因食指主消化，中指主心脏的血液循环，所以我们更多地通过小指来判断肾脏生殖功能的强弱。如果小指变形向外弯曲，则说明先天性肾虚，易发生和肾虚相关的疾病，如阳痿、早泄、卵巢早衰、不孕不育症等；如果小指变形向内弯曲，则说明先天性脾虚，消化、吸收功能比较差，这类人也许胃口很好，但是吸收的却不好，因为小肠经主泌别清浊，这类人往往清浊不分；如果小指有青筋穿过，则说明容易得生殖泌尿系统的炎症。

六、观指甲知气血

指甲就像一面反映人体健康状况的显示屏和窗口。指甲生长速度：成人平均每天生长 0.1 毫米，六个月的时间全部更换一次。但是指甲的生长速度也会因人而异，俗话说："人闲长头发、心闲长指甲。"指甲与人的健康状态相关。有研究发现，指甲生长速度的改变与人体的某些病理变化有密切关系。比如当患有甲状腺功能亢进、先天性心脏病、帕金森综合征、妊娠期疾病时，指甲一般生长会加快；在患有甲状腺功能低下、肾功能不全、糖尿病、营养失调等疾病时，指甲的生长则会变慢。通过观察指甲可以发现肠胃的运化功能、睡眠质量的情况、营养状态如何，以及体内是否有毒素堆积等问题。

手指甲根部有十二个穴位，称为"井穴"，是经脉阴阳的交汇之处，《灵枢·九针十二原篇》说："所出为井。"这也就是说井穴在经脉流注方面好像水流开始的泉源一样。所以井穴是气血生化开始之处。经脉的气血能够灌注五脏六腑，气血是维持人体生理的重要物质，指甲也依赖气血的滋养，以维持其正常的形态和光泽。如果出现气虚、血虚、气滞、血瘀、气陷、气逆、血热等情况，在指甲上会出现最早的反应，因为指甲角的根部是气血的源头。

正常的指甲构造包括：甲板、甲床、甲壁、甲上皮、半月痕，如图5-4所示：

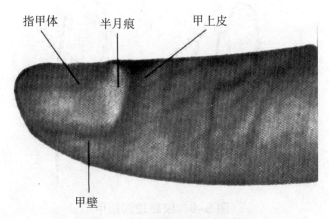

图5-4 正常人指甲构造

（一）指甲的纵横纹

正常的指甲没有明显的纵横纹，甲体平坦光滑，没有凸起和凹陷。

如果指甲出现纵纹，则往往提示：一是神经衰弱、睡眠障碍、多梦易醒、醒后难以复睡等（如图5-5所示）；二是劳累过度，或有慢性消耗性疾病；三是免疫力低下，容易过敏；四是如果纵纹非常明显，纹路比较深，则说明身体出现了急病和大病，（如图5-6所示）；五是如果出现黑色纵纹，则说明体内有化学毒素残留，是身体肝肾机能衰弱、毒素积累的征兆，因接触环境污染、食物含农药重金属过多所致（如图5-7所示）。

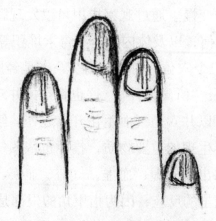

图 5-5　纵纹指甲

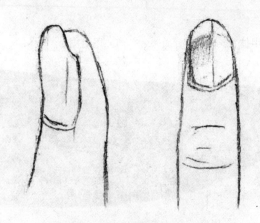

图 5-6　纹路较深指甲

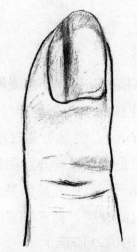

图 5-7　黑色纵纹指甲

如果指甲出现横纹，往往提示消化系统的问题：一是细小的横纹（如图5-8所示），提示稍有饮食不慎，就会出现腹泻、腹胀、消化不良的症状。横纹多且细，则说明存在慢性消化系统疾病。二是粗深的横纹（如图5-9所示），表示曾经得过一次急性的胃肠炎，病情比较严重，损伤到脏腑，必须就医不可。指甲生长周期为六个月，我们可以根据横纹位置来判断发病时间。三是凸起的横纹（如图5-10所示），反映心脏有问题。

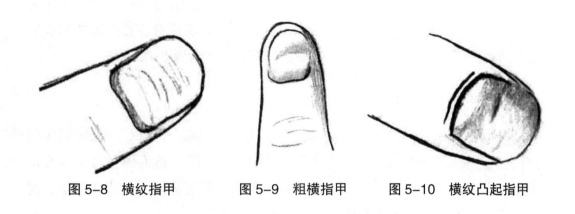

图5-8　横纹指甲　　　　图5-9　粗横指甲　　　　图5-10　横纹凸起指甲

（二）指甲的色泽

正常指甲的颜色是均匀的淡粉色，鲜明、光滑、润泽、坚韧，厚薄和软硬适中，甲半月即半月痕颜色稍淡，呈乳白色。如果指甲的颜色发生变化，出现白点、白斑、横纹、纵纹、断裂，你以为它只是影响你手指的美观吗？它是在向你发出警醒信号，提示你身体存在健康问题。

指甲颜色苍白，缺少血色，提示贫血，血寒，气血亏损，低血压；指甲颜色鲜红，多是体内有热，或者阴虚火旺所致；指甲颜色青紫，提示手指末端供血、供氧不足，动脉硬化，高血脂；指甲颜色发青，提示体内寒气比较重，有瘀血，青到发黑则说明病情危重；指甲颜色发蓝，是恶性病变指甲；指甲颜色发黄，多提示肝胆系统的疾病，或者嗜烟成性之人；指甲变灰，多是缺氧所致，也有可能患了甲癣，如灰指甲等。

指甲上出现白斑，提示体内缺钙，或者有寄生虫，习惯性长期便秘的人也会出现指甲白斑。如果是中指上出现了白斑，则提示脊柱缺钙，慎防骨质疏松、强直性脊柱炎等疾病，容易出现腰腿部位的疾患，容易发生骨折，且不易修复。如果指甲上的白点数量较多，则是神经衰弱的表现。如果指甲上出现黑

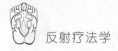

色斑点，轻者是过度疲劳，重者易得脑血管疾病。

如果指甲色泽变亮，像涂抹了指甲油一样，非常光亮，指甲厚度也变薄，则提示甲亢、糖尿病等内分泌性疾病，或者急性传染性疾病。如果指甲的某一部分变亮，呈块状或者条状，多是胸膜炎或者腹膜炎引起的积液所致。

如果十个手指光泽不均匀，或者同一个手指指甲的光泽不均，则提示体内存在慢性炎症或者损害。如果每个指甲都是根部毛躁无光，而前端有光泽，可能存在慢性气管炎和胆囊炎。

如果整个指甲没有一丝的光泽，像毛玻璃一样，说明身体存在慢性的或者严重的消耗性疾病，如肺结核、肺脓疡、肝脓疡或者长期出血。

（三）守护半月痕

指甲根部乳白类似月牙形状的部分称之为"半月痕"，被誉为人体健康的"晴雨表"，也叫"健康圈"，还有人称之为"小太阳"，是人体气血是否充沛的标志，提示人体的营养状况。一般半月痕是指甲的五分之一，边缘清晰，拇指、食指、中指、无名指宽窄依次递减，小指多无。

十个手指有八个手指有半月痕，就表示气血充足。如果小手指也有半月痕，则表示身体健康、阴阳平衡。中医认为，精足人壮，精弱人病，精少人老，精尽人死。半月痕就能反映人体精髓、元气是否充足。如果人体双手半月痕的数量减少，在八个以下，甚至没有，则说明人体气血亏虚，精髓元气不足。中医学说"精不足补之以味"。我们可以通过食疗改善身体的营养状态，以补充优质蛋白质为好，如奶类、蛋类、豆类、鱼类、黑色性食物、种子性食物、胚胎性食物等。

如果半月痕很小，或者根本就没有半月痕，说明体内阳气不足，阴寒较盛。此类人群脏腑功能低下，能量不足，容易手脚冰凉、气短乏力、易疲劳、易衰老，容易形成痰核、结节、肌瘤，甚至肿瘤。此类人群因阳气亏虚，平时应注意顾护阳气，可以多晒太阳，做艾灸，因为太阳为天之阳，艾灸为地之阳。《扁鹊心书》中提到"保命之法，灼艾第一，丹药第二，附子第三"，这充分说明艾灸对于补充阳气的重要作用。同时也应该减少出汗，因为"血汗同源"，阴阳互生互助、互根互用，所以伤阴必定导致亡阳。

如果半月痕过多、过大，半月痕面积超过了整个甲体的五分之一，甚至小指也有明显的半月痕，则提示体内阳气过盛，脏腑功能过于亢进，可见烦躁、易怒、上火、暴躁、口干、喜饮水、食量大、易烦热、手足心热，甚至出现高血压、糖尿病、脑血管疾病等。此类人群应注意避免辛辣、刺激的饮食，少吃牛羊肉、鱼虾、海鲜等，因为"鱼生痰，肉生火"，饮食过多，饮食积滞，容易形成食火，应该减少食量，适当运动。

如果半月痕边缘模糊不清，不甚明显，颜色和甲体的颜色比较接近，没有明显的分界线，属于寒热交错或阴阳失调的体质。此类人群往往不喜凉饮，大便黏腻不爽，甚至便溏，腰膝酸软，双下肢怕冷，双足怕凉，但是易上火，易出现口腔溃疡，面红目赤，是因为"上热下寒"的缘故，虚火上炎于上，寒湿下注于下的缘故，因为火性本就上炎，所以可以艾灸涌泉穴，引火下行。饮食避寒凉，因寒凉伤脾胃，穿衣宜保暖，不可使外寒内侵。

如果半月痕突然晦暗、缩细、消失，往往会患有消耗性的疾病、肿瘤、出血等。如果纵欲过度，生活习惯不良，嗜烟、酗酒，半月痕也会消失，也很难长出来。此时都提示身体机能已经比较差了，应该多加注意保养。但是小孩子没有发育之前，是没有半月痕的。

如果半月痕面积大于指甲的五分之一时，则多为心肌肥大，易患心脑血管疾病、高血压、中风等疾病。此类人群应控制好血脂，清淡低盐低脂饮食，慎防病从口入。

半月痕的大小可以反映身体的气血阴阳是否充足，半月痕的颜色也可以提示身体状态。如果半月痕的颜色是奶白色，则表示这类人体质比较好，气血相对充足。如果半月痕的颜色是灰白色，则表示这类人的消化、吸收功能比较差，气血亏虚，体质比较差，经常会神疲乏力。如果半月痕的颜色是粉红色，则提示体内存糖尿病、甲亢等消耗性疾病，脏腑功能比较低下；如果半月痕的颜色是紫色、晦暗的状态，则提示气滞血瘀比较严重，血液循环不良，容易引起心脑血管疾病，机体供血供氧不足，易头晕、头痛、脑动脉硬化。如果半月痕的颜色是黑色的，多见于严重的心脏病、肿瘤或长期服药引起药物和重金属中毒。

有时候并不是所有的手指半月痕都存在问题，半月痕的异常可以出现在任何一个手指上。拇指半月痕和呼吸系统密切相关，如果拇指的半月痕存在颜色和大小的异常，则说明这类人群容易反复感冒、易疲劳，易患呼吸系统的疾病，比如慢性鼻炎、过敏性鼻炎、支气管炎、过敏性哮喘等。食指半月痕表示胃肠的消化、吸收、代谢功能，当食指的半月痕出现异常的时候，多表示食欲减退、消化不良、大便异常等。中指半月痕关乎神志和心脏，如果中指半月痕出现异常，则表示劳心过度，精神紧张，心悸、心慌、胸闷、气短、失眠、多梦、头晕、头痛。无名指半月痕和内分泌系统密切相关，如果出现异常，则易出现代谢系统的疾病，易体质下降、阴阳失调、寒热错杂等。小指半月痕和心肾密切相关，多观察小指半月痕的变化，可以提前预防心脏系统的疾病，因为心脏的急症大多比较凶险，抢救不及时，会危及生命。所以防患于未然非常必要。判断心脏的疾患，可以小指结合无名指一起观察。

七、青筋知瘀滞

正常人手部的青筋是不甚明显，隐藏于皮肤之下，没有凸起的。青筋就是静脉血管，血液通过静脉血管回流至心脏，转变为动脉血。如果青筋凸起、曲张、扭曲，提示静脉血回流受阻碍，压力增高。正如输液或者抽血的时候，需要在上肢扎上橡皮筋，以便于血管暴露出青筋，青筋的出现说明是人体血液循环受到了阻碍，体内存在积滞，导致积滞的原因就是气血循环不畅，积滞的病理产物有瘀血、痰凝、宿便等。

观察发现，长期便秘的人就会出现青筋，但是如果长期便秘者，一天腹泻数次的话，凸起的青筋就会凹下去。青筋的出现是由于积滞造成的，无论是宿便还是瘀血，或者痰凝、气聚等不外如是。所以外在的青筋是身体内部废物堆积过多的表现，如寒、湿、瘀、毒、痰、热等积滞。

俗话说"青筋过鼻梁，无事哭三场"，这句话主要是针对小儿而言的（如图 5-11 所示）。由于幼儿对于身体的不适感，没办法通过语言表达，所以望诊对于儿科就尤为重要。如果幼儿鼻梁上出现青筋的话，就说明存在饮食积滞、消化不良的问题。儿科大夫经常会说"若要小儿安，三分饥与寒"，即指小儿脏腑娇嫩，脾胃的运化功能承载不了过量的食物，食积容易生胃火。因为小儿不会通过语言表达自己的不适感，所以观察小儿就显得尤为重要。

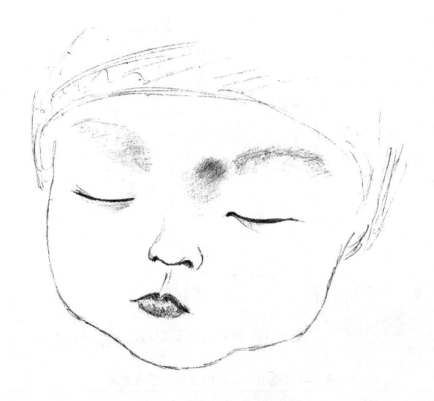

图 5-11　鼻梁部出现青筋

（一）小儿食指

小儿指纹是指 3 岁以内的小儿两手食指掌侧前缘部的浅表脉络。中医诊病，讲究望闻问切，四诊合参。但是在给小儿诊病的时候，没办法直接向小儿问诊，小儿脉诊很多不配合，影响脉诊的诊断。能够清楚看到的就是小儿的指纹。3 岁以下小儿诊脉困难，常代以诊指纹。

观察小儿食指掌面靠拇指一侧的浅表静脉，以第一节为风关，第二节为气关，第三节为命关。纹在风关是邪浅病轻，纹达气关是感邪较重，纹透命关则病尤重。正常指纹红黄相兼，隐现于风关之内。纹紫为热，淡红为虚，青色为风、主痛，青兼紫黑为血络瘀闭。

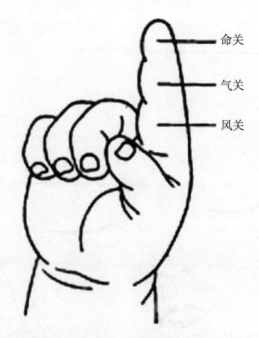

图 5-12　小儿食指三关位置

表 5-1　望小儿指纹的主证及临床意义

	表现	主证
三关测轻重	指纹显于风关	邪气入络，邪浅病轻，可见于外感初起
	指纹达于气关	邪气入经，邪深病重
	指纹达于命关	邪入脏腑，病情严重
	指纹直达指端（透关射甲）	提示病情凶险，预后不良
浮沉分表里	指纹浮而显露	外感表证
	指纹沉稳不显	内伤里证
红紫辨寒热	指纹偏红	外感表证、寒证

（二）手背青筋

如果手背部出现青筋，多提示胸椎、腰椎等部位疼痛，容易腰酸背痛，后背及后腰肌肉紧张，粘连、硬结，此时多是膀胱经经络不通，存在腰肌劳损、颈部劳损，需要疏通经络，所谓"不通则痛、通则不痛"。

（三）拇指青筋

拇指青筋多提示和心脏冠状动脉粥样硬化有关系，如果颜色呈现紫黑色，则说明存在冠心病，如果紫黑的青筋面积比较大，则应该高度重视，预防急性心梗的发生。如今，急性心梗的发病率、致死率逐年增高，和饮食习惯、生活压力、工作劳累、情志不舒都有关系，急性心肌梗死发作急骤，如果未能及时处理，往往迅速危及生命，而且受害人群越来越年轻化。急性心梗在发病之前，往往比较隐匿，容易被忽视，一旦发作，往往措手不及，所以平时如果发现拇指指掌关节出现青筋凸起、扭曲，则应进一步详查心脏彩超、冠脉造影等，排除血管堵塞的风险，因为心电图往往只有在发病时或者病情非常严重的时候才会出现异常，所以特异性不甚明显，因此不能以为心电图正常，心脏就正常。

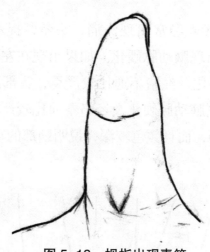

图 5-13　拇指出现青筋

（四）食指青筋

食指外侧有青筋，而且青筋长、颜色深，说明消化不良，小时候疳积重，消化、吸收功能弱，营养不良，抵抗力低下，常常容易生病，体质很弱。同时，食指指节出现青筋，不仅说明大肠积滞不通，而且说明还存在左侧肩膀疼痛的可能性。

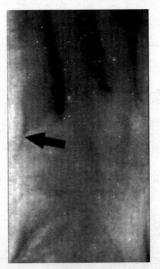

图 5-14　食指外侧出现青筋

（五）中指青筋

中指中部有青筋，代表经常出现头痛、头晕，提示脑供血不足，如果中指根部有青筋，则容易出现脑动脉硬化。如果出现在左侧（靠大拇指一侧的为左），表示左侧脑动脉硬化及经络不通比较严重，头部左侧容易出现不适；如果出现在右侧，说明右侧脑动脉硬化及经络不通比较严重，头部右侧容易出现不适；如果两侧都有青筋，而且颜色较深，说明脑部的动脉硬化已非常明显。

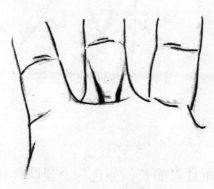

图 5-15　中指中部出现青筋

中指的根部和手掌的交界处是对应颈部的区域，如果这个部位有青筋显露，则说明存在慢性咽炎，或者甲状腺功能异常，如慢性咽炎、甲状腺功能低下、甲状腺功能亢进、甲状腺结节等，或者咽部如有一团异物，似痰非痰、似气非气、吐之不出、咽之不下，中医称之为"梅核气"。

（六）小指青筋

小指外侧出现青筋，代表先天肾气不足，幼儿时期容易出现遗尿，成年后容易出现尿频、腰酸等肾功能低下的情况，经常容易腰膝酸软。小指青筋的长度、深度决定了病情的严重程度。

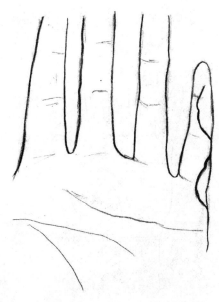

图 5-16　小指外侧出现青筋

第三节　观手纹知健康

手诊不可或缺的组成部分就是手纹，通过观察手纹，能够预测、判断可能出现的疾病，给予相应的处理。手诊出现之后，手纹理论逐渐成形。1823 年泼金杰发表了关于指纹纹路的论文。1964 年克鲁医生发表了较为正规的指纹研究演说。后来，指纹成为侦探破案的重要手段，正式应用于医学诊断。

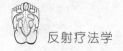
一、生命线

生命线的标准走向是起于拇指和食指的中点，终点止于腕横纹的上方。是手掌断病的重要纹线，它的状态、走向和人体健康息息相关。一般讲，生命线长、粗、深、纹路不乱的人，身体健康状态较好，精力较充沛；生命线纤细、短浅、纹路散乱的人，体质比较柔弱，缺少活力。

如图 5-17 所示，从生命线可看出全身的生命信息：起点代表头部，中部是躯体，末端是下肢。

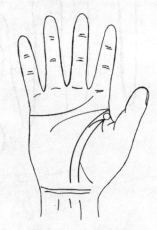

图 5-17　生命线

如图 5-28 所示，从生命线还可以观察流年的时间，可以把全长当作 80 岁，预测身体疾病的出现时间。

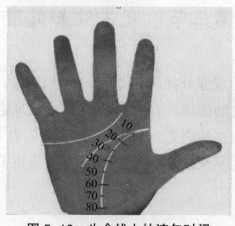

图 5-18　生命线上的流年时间

如图 5-19 所示，生命线本应该起源于食指和拇指的中间，如果生命线的起点偏低，偏于拇指，则说明此人素体虚弱，先天不足，容易出现消化不良、慢性胃炎等，机体免疫功能比较差，容易感冒，易疲劳。

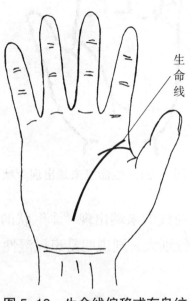

图 5-19　生命线偏移或有岛纹

反之，如图 5-20 所示如果生命线起点偏高，则说明此人肝胆火旺、虚火亢盛，容易出现肝功能异常、肝胆系统疾病。

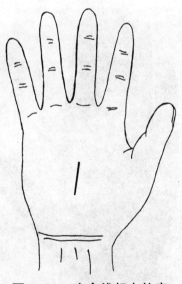

图 5-20　生命线起点偏高

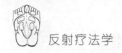

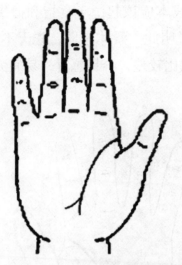

图 5-21　生命线末端出现伞状

如上图所示，如果生命线的末端出现"伞"状的纹路，则说明此人容易有腰腿痛的困扰，如果分开特别大，则说明易患风湿性关节炎。

二、智慧线

智慧线与大脑和神经系统密切相关，它所提示的疾病偏重于神经、精神、五官、智能等方面，表示人的才能、性格的特征。正常的智慧线起于食指根线

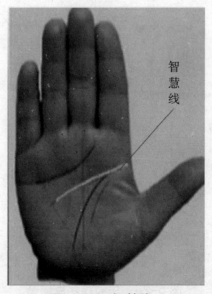

图 5-22　智慧线

与拇指根线中点（多与生命线源于一点），斜向下做抛物状行走，终于小鱼际边缘。正常的智慧线线纹粗、深，线条清晰，无毛边，走向呈一弧度。

正常的生命线和智慧线的起端是重合在一起的，如果重合部分比较长，说明此人依赖性比较强，容易受到家庭环境和家人的影响。

如果智慧线过长，超过无名指到达小指的垂线，则提示善于思考，同时又容易思考过度，影响睡眠质量，造成精神不振，甚至头部、五官疾病；如果智慧线比较短，走行到中指的近侧突然停止，则说明反应能力比较快，心境专一，同时又比较固执，容易出现脑血管疾病，如脑出血或者脑瘤等。

如果智慧线比较直，没有弧度和弯曲，则说明心性耿直，容易肝火上炎、出言不逊、急躁易怒、固执己见，易患头痛，要注意预防老年发生脑萎缩；如果智慧线过于弯曲，则表示心性灵活，可以从事艺术方面的工作。

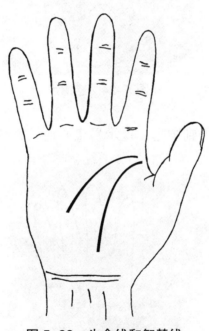

图 5-23 生命线和智慧线

如图 5-23 所示，如果生命线和智慧线的起点没有融合在一起，而是分开了一定的距离，此种掌纹，被称之为"川掌"，拥有此类掌纹的人，通常容易出现肝胆系统的疾病。从生理上讲，"川"字掌与肝胆系统、神经系统，特别是与脑神经具有密切相关性。生命线和智慧线起端之间的距离越宽，则说明肝火越旺。

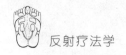
三、感情线

感情线起于手掌尺侧（小拇指一侧），从小指掌指褶纹下 1.5 ～ 2 厘米处，以弧形延伸到食指与中指指缝之间的下方，或者食指下方，或者中指下方。

感情线的变化主要是反映呼吸系统、消化系统功能的强弱。因为此线起止与所经过的部位、对应的脏腑分布，正好对应呼吸系统和消化系统。

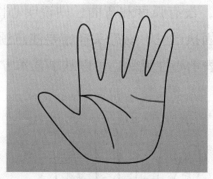

图 5-24　感情线

感情线过短，止点不到中指，提示易患心血管系统疾病。

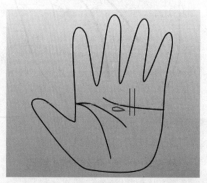

图 5-25　感情线被两条短线切割

感情线在无名指区被两条短线切割，提示易患高血压、动脉硬化，如果天庭（即感情线和智慧线之间）有岛纹出现，则说明容易出现右心室肥大。

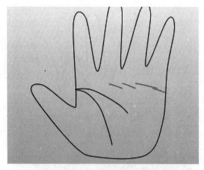

图 5-26　感情线断裂

感情线断裂且裂口大，提示容易出现血液循环系统、消化系统、呼吸系统的疾病。

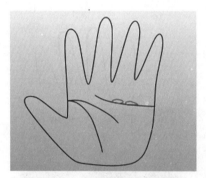

图 5-27　感情线上有岛纹

感情线在无名指下方的部位出现岛纹，提示一个岛是青光眼，两个岛是白内障。

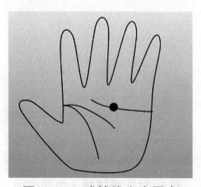

图 5-28　感情线上有黑点

感情线上有黑点，提示心脏极度衰竭，随时会出现心衰和突发性心脏病。

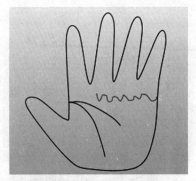

图 5-29 波浪状感情线

感情线呈波浪状，提示心功能异常、胸闷、亏气、亏血、脑供血不足、心绞痛。

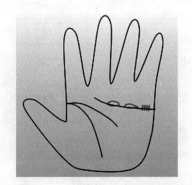

图 5-30 感情线上岛纹和切线

感情线上有两岛且有切线，提示心脑血管的发病率比较高。

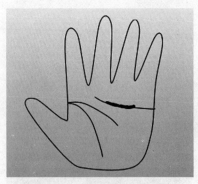

图 5-31 感情线上中部变粗

感情线中部变黑、变粗，提示容易出现胸闷、心绞痛、冠心病、心脏病。

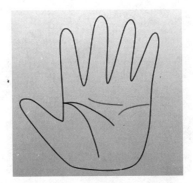

图 5-32 感情线上有断裂

感情线在无名指下方断裂，提示容易出现头晕、头痛。

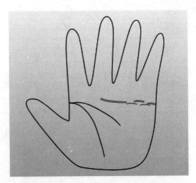

图 5-33 感情线粗细不均

感情线上一段清、一段乱，而且线条比较宽，提示罹患心脏病的可能性非常大。

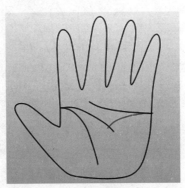

图 5-34 感情线起端有斜线

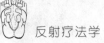

感情线起端有一条斜线，走向心区方向，提示容易出现偏头痛。

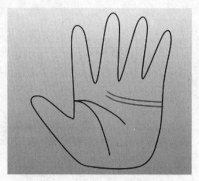

图 5-35　双感情线

出现两条感情线，提示已发生肾病。

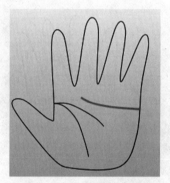

图 5-36　感情线灰暗

感情线发暗、发灰、而且手干，提示容易出现肝脏疾患。

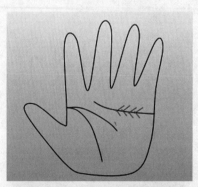

图 5-37　鱼刺状感情线

感情线出现鱼刺状，提示呼吸系统疾患，如支气管炎、肺气肿等。

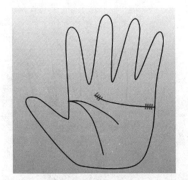

图 5-38　感情线起、末端有切线

感情线的起端、末端都有切线，提示容易出现慢性咽炎、支气管炎、肺癌等。

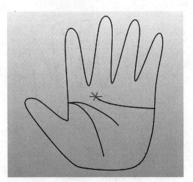

图 5-39　感情线末端有"米"字

感情线末端有"米"字，提示应该预防慢性病急性复发。

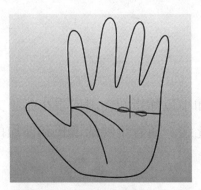

图 5-40　感情线上有"8"字

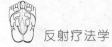

感情线被成功线切过，而且上下方都有岛或"8"字纹，提示儿童假性近视。

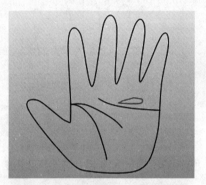

图5-41　感情线上方有横岛

感情线上方无名指下方有横岛，提示听力下降。

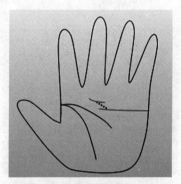

图5-42　感情线尾端有断裂

感情线尾部有明显断裂，提示感情可能会出问题，要用心经营。如果有虚线，则影响不大。

四、健康线

健康线起于大鱼际和小鱼际指间，斜向手小指下方，反映人体免疫功能的强弱，一般健康人多无此线。随着年龄的增长和体质的下降，健康线才会慢慢出现。

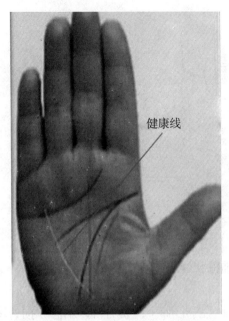
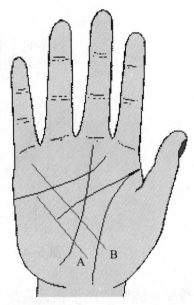

图 5-43 健康线

健康线应以下端不碰到生命线为真健康（如A线），健康线越过生命线，表示健康状况不良（如B线）。

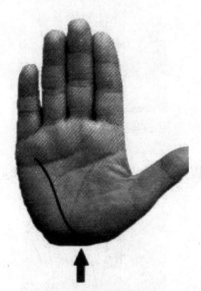

图 5-44 心穿生命线

健康线穿过生命线伸至小指，称之为心穿生命线，提示心血管疾病。

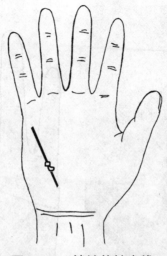

图 5-45　锁链状健康线

健康线呈锁链状伸向小指，称之为"岛形肺"，提示肺功能亏损，易患呼吸系统疾病。

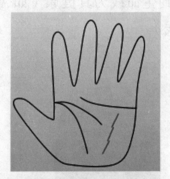

图 5-46　断断续续健康线

健康线断断续续，提示容易出现消化系统的问题。

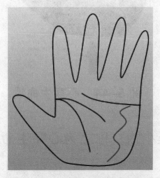

图 5-47　弯弯曲曲健康线

健康线弯弯曲曲，提示容易出现肝胆系统疾患。

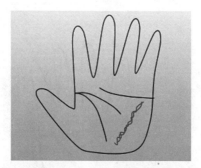

图 5-48 锁链状健康线

健康线呈锁链状，提示容易出现呼吸系统疾患。

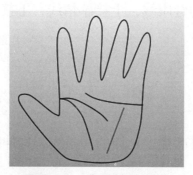

图 5-49 浅细的健康线

健康线细且浅，提示容易出现神经衰弱。

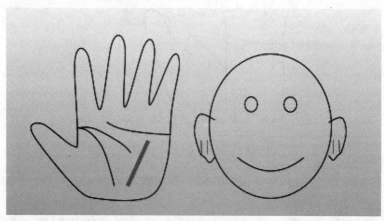

图 5-50 健康线又粗、又深、又直

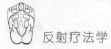

健康线又粗、又深、又直，而且耳垂也有竖线出现，提示身体出现肿瘤的可能性非常大。

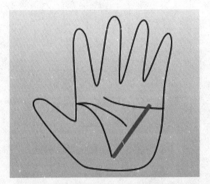

图 5-51　粗、深、直上接感情线，下接生命线

如果又粗又深又直的健康线，上接感情线，下接生命线，罹患肝癌的可能性很大。

五、事业线

事业线是出自手掌根部往上延伸的一条线，均伸向中指的基部附近。

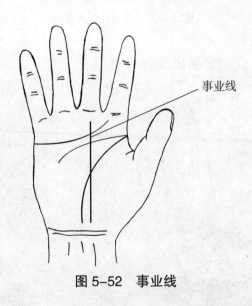

事业线

图 5-52　事业线

事业线最好是细且浅，事业线太粗、太深，说明晚年易得心脑血管方面的疾病。

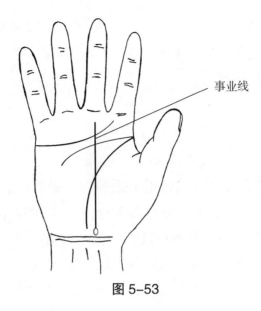

图 5-53

事业线的起端如果有竖形小岛纹，则提示存在痔疮；如果出现大岛纹，则提示存在便秘和长期腹部胀满。

六、性线

性线是在小指根部尺侧缘的短横线（如图 5-27 所示），一般有 2～3 条。

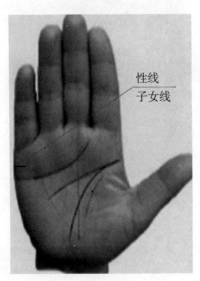

图 5-54

性线又叫"子女线"，反映生殖功能的强弱。如果只有一条性线或者没有性线，女性多不孕，男性多见少精症、阳痿等。如果有数条纵纹切过，则提示性功能紊乱，泌尿系统易感染。

七、肝线

肝线起于小指掌指褶纹向无名指下延伸的一条横线，可认为是性线的延长。性线的长度以不超过小指中分垂线为佳。如果性线超过了小指的中分垂线，则称之为"肝线"。一旦出现肝线，则提示肝脏受损，对酒精的解毒能力差，易酒精中毒，罹患肝脏系统疾病，应该忌酒。肝病线又称"酒线"，日本有人认为此线与痛风症有关，有此线的人多嗜酒，或不能饮酒，一饮即醉，而且这些人肝脏对酒精的解毒能力较差，常易患酒精中毒型肝硬化。接触过某些毒品，或患过肝炎的人，也可留下这条线，故可理解为某些中毒会加重肝脏负担，造成不同程度的肝损害。

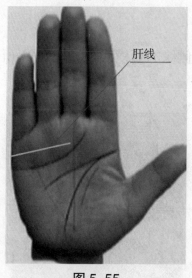

肝线

图 5-55

八、放纵线

放纵线指小鱼际掌面处出现的一条掌横纹线，如图 5-56 所示。出现此线提示生活节奏不规律。如果出现 3 条平行的放纵线，则提示患有糖尿病。此类人多嗜酒、嗜烟，或者纵欲过度。

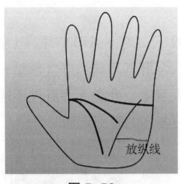

图 5-56

九、过敏线

过敏线起于食指与中指指缝间，以弧形延伸到无名指与小指指缝间。出现这条线的人多为过敏体质。在不孕不育的夫妻双方手上均有这条线时，要检查精液或卵子是否有抗体产生而引起不孕不育症。长期接触各种辐射（如 X 光、电脑）的人，掌上也会出现过敏线，表示因为过量接触辐射而导致身体抵抗力下降。过敏线代表人体对有害物质的代谢、排除能力下降，深而长的过敏线，表示肝脏免疫功能异常，导致过敏反应。

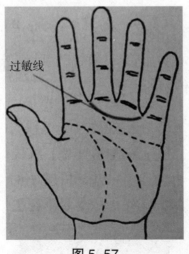

图 5-57

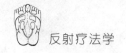

十、土星线

土星线在中指掌指褶纹下，为一弧形半月圆（如上图红色部分所示）。出现此线提示患者性格孤僻，常肝气不疏、肝气郁结、情志不舒。一般出现在长期忧郁，喜欢独来独往的人身上。此类人多肝气不通，因肝开窍于目，所以出现土星线的人，会存在各种各样的眼部疾病。

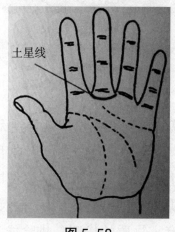

图 5-58

十一、遗传线

在智慧线的尾部上下各出现一个分支，称之为"遗传线"。出现遗传线提示容易遗传家族疾病，如心脑血管、糖尿病、肿瘤等，有遗传线的人一定要改变你的生活习惯，避免遗传病的发生。

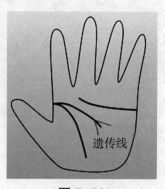

图 5-59

十二、副生命线

生命线旁边的那一条线，称之为"副生命线"（亦称"姐妹线"），此线不比生命线长，但却能有坚强的支持力。具有此线之人，身体康健，生命力非常强，容易化危为安，即便患病，也能够很快痊愈。

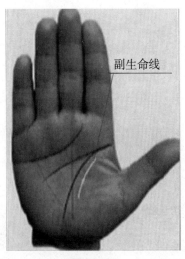

副生命线

图 5-60

第四节　常见的异常纹

一、"米"字纹

"米"字纹是由 3～4 条短线组成形似"米"字的异常纹（如图 5-61 所示）。"米"字纹表示某脏器存在气滞血瘀现象。出现在胆区，预示着胆结石；出现在心区，预示将发生心绞痛，并表明病程长，病情较重。代表急性炎症、痛症。

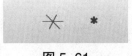

图 5-61

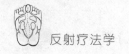

二、"十"字纹

"十"字纹是由两条短线或一条长线、一条短线组成形似"十"字的异常纹（如图 5-62 所示）。正"十"字纹的意义比斜十字纹（通常称 X 字纹）的意义大。"十"字纹提示某个脏器的功能失调或某个部位发生炎症。与"米"字纹相比，"十"字纹预示病情较轻，且处于疾病的早期，提示病情已经好转或疾病将愈。

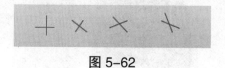

图 5-62

三、三角纹

三角纹是由两三条短线与主线组成形似"Δ"状的异常纹（如图 5-63 所示）。三角纹表明存在冠心病隐患，病情比"米"字纹轻，比"十"字纹重，有向"米"字纹发展的趋势。

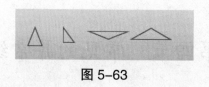

图 5-63

四、岛纹

岛纹是纹线如岛状（如图 5-64 所示），其范围可大可小，可独立，可连续，可相套，应细心辨别。岛纹一般提示肿瘤或炎性肿块的存在，岛纹越小，越有意义。过大的岛纹提示所在区域的脏器虚弱。

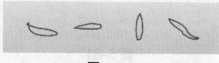

图 5-64

五、环形纹

环形纹是形似"O"状的异常纹（如图5-65所示）。其环心中另有杂纹，需从总体上观看才能发现，属于少见纹种。环形纹与外伤有关，受到较重外伤时，一般可在掌上留下环形纹。

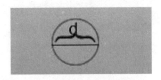

图5-65

六、"井"字纹

"井"字纹是由四条短线组成的四角形的形似"井"字的异常纹（如图5-66所示）。这种纹发展下去会变成"米"字纹或"井"字纹、"米"字纹并存。"井"字纹一般与慢性炎症有关，表明炎症时间长，但变化缓慢，没有发生实质性变化，常出现在胆区，提示有炎症，无结石。

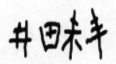

图5-66

七、方格纹

方格纹是由四条短线组成的长方形或正方形的形似"口"状的异常纹（如图5-67所示）。方格纹为各种疤痕或手术外伤等所致的掌纹表现。

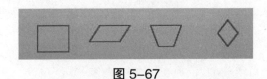

图5-67

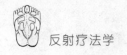
八、星状纹

星状纹是呈五角星状，很少见。星状纹多提示缺血性脑血管意外病变，一般发生在五六十岁时，出现偏瘫的几率极高，愈合后情况较好，死亡率低。

第六章　常见病的手纹特征

第一节　心血管系统常见病手纹特征

一、高脂血症

如图 6-1 所示，高脂血症病人的手纹特征：五指根部有脂肪堆积；1 丘和 8 丘脂肪隆起，颜色红白夹杂；指腹和掌丘呈暗红。

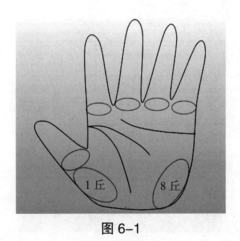

图 6-1

二、冠心病

如图 6-2 所示，冠心病病人的手纹特征：在智慧线上有"米"字纹或岛纹；智慧线会出现畸形和断裂；感情线和智慧线之间会出现"十"字纹；生命线末端有"米"字纹出现。

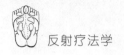
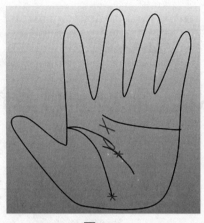

图 6-2

三、高血压

如图 6-3 所示，高血压病人的手纹特征：生命线末端向小鱼际部位偏移；无名指下有两条纵切线出现在感情线上；掌色鲜红。

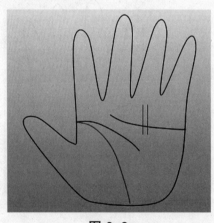

图 6-3

四、糖尿病

如图 6-4 所示，糖尿病病人的手纹特征：在小鱼际上有三条以上血糖线；智慧线末端可见遗传线；无名指和小指指缝处假定有一条垂线，与感情线相交的地方，有一个隆起的小包或黄、白点；指尖颜色红于手掌；手指肚扁平；在用胰岛素时，糖线消失，变成一条放纵线，呈索链状；整个手掌黏液分泌多。

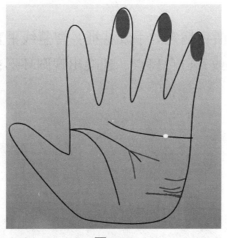

图 6-4

第二节　消化系统常见病手纹特征

一、慢性浅表性胃炎

如图 6-5 所示，慢性浅表性胃炎病人的手纹特征：在小鱼际部位会出现一个两头带尖的细长小岛；拇指的根部还会出现明显的切线；中指下方大鱼际和小鱼际之间会有白色的斑点；生命线的中下部会有羽毛状纹理。

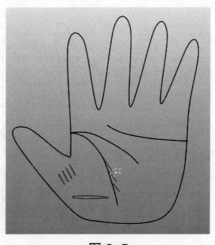

图 6-5

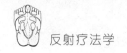

二、胃溃疡

如图 6-6 所示，胃溃疡病人的手纹特征：智慧线平直，中间有断裂；大鱼际上有米字纹、叶状岛纹，红色斑点、还会出现圆环形；在生命线的中下部会出现三角形。

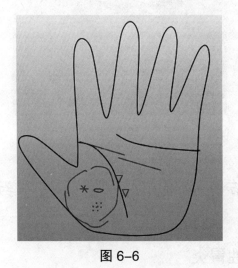

图 6-6

三、十二指肠溃疡

如图 6-7 所示，十二指肠溃疡和胃溃疡的手纹特征：基本相同，不同之处在于，十二指肠溃疡病人的手纹中的大鱼际部位会出现与扁平疣相似的黄色斑

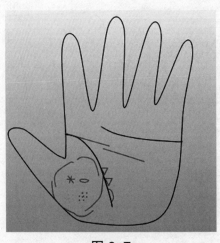

图 6-7

点；生命线的末端会有岛纹附着在上面。

四、胰腺炎

如图 6-8 所示，胰腺炎病人的手纹特征：手掌上的肌肉非常松弛，如果手心向下，就会感觉手掌上的肉似乎要掉下来一样；生命线靠近拇指的那侧会有三角纹出现；感情线上会有方格纹；结肠区会有方格纹包含纵横纹出现。由于胰腺炎急性发作期和胃痛类似，所以往往混淆，错误诊断，此时可以通过手诊辅助诊断。

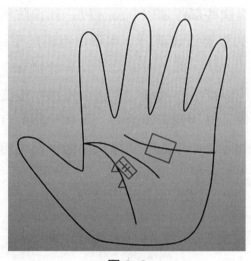

图 6-8

第七章 手部脏腑反射区按摩

手部的诊断作用已被人们逐步认识和广泛应用，手部反射区按摩是指在手部的反射区（全息穴、病理反应点及经穴与经外奇穴）等部位上，进行手法按摩，或借用按摩工具对这些部位加以刺激，以达到预防和治疗疾病目的的一种方法。它是按摩疗法的重要组成部分。本章重点讲述手部脏腑反射区的部位，寻找压痛点、反应点的方法，以及对异常手纹等的检查、诊断。同时，还根据反射区异常症候群，施以推法、揉法、点法、压法、按法、搓法、捏法、擦法等规范的精油按摩操作，以达到有病治病、无病预防的目的。尤其是对一些慢性病、老年病、妇科病等，如果能够坚持长期的手部脏腑按摩，在治疗、康复或自我保健方面，可达到意想不到的效果。

第一节 按摩前准备

一、展油

1. 精油调配：应根据受术者的身体状况调配相应的按摩精油。
2. 掌心展油：按摩师用四指、全掌推或拇指推抹。
3. 手背展油：按摩师用拇指、大鱼际推抹并将油展匀。

二、检查五脏反射区

用拇指推心、肺、肝、脾、肾反射区，第一次轻点，第二次重一点，第三次再重点，边推边问受术者的疼痛程度，以受术者能忍受为宜。如有某反射区疼痛明显者，在后面按摩操作时，应用力轻点，时间长一点。

三、按摩各脏腑反射区

1. 按摩师双手拇指推摩掌及五指。

2. 按摩师双手拇指抹大小鱼际。

3. 按摩师双手拇指及大鱼际分推手背。

4. 按摩师拔伸指关节，使受术者放松并适应按摩手法。

第二节　手部五脏反射区异常症候群及按摩

一、心反射区

（一）适应症

心烦、心惊、心悸、胸闷、心痛、气短、吸气有压力感、忧郁易怒、口腔溃疡、口干、口臭。

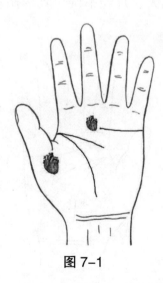

图 7-1

（二）按摩顺序

1. 四指指腹推掌心 5 ~ 8 次。

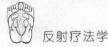

2. 双拇指推掌心及大小鱼际 5 ~ 8 次。

3. 双拇指八字推掌心及大小鱼际。

4. 点压心脏反射区 8 ~ 10 次。

5. 刮心脏反射区 8 ~ 10 次。

6. 拇指按揉心脏及小肠反射区 8 ~ 10 次。

7. 食指关节点压心脏反射区 8 ~ 10 次。

8. 食指关节点压肝脏反射区 8 ~ 10 次。

9. 拇指按揉肺脏反射区 8 ~ 10 次。

10. 全掌擦掌心 5 ~ 8 次。

11. 叩心脏反射区及掌心 5 ~ 8 次。

12. 双手拇指及大鱼际分推手背 8 ~ 10 次，结束。

二、肝反射区

（一）适应症

口干口苦、情志抑郁、胸胁胀痛、眩晕、血压不稳、易怒、冲动、皮肤萎黄、易倦、乏力、前列腺肥大、月经不调、乳房疾病、小便黄。

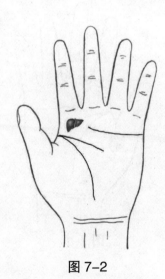

图 7-2

（二）按摩顺序

1. 四指指腹推掌心 5 ~ 8 次。

2. 双拇指推掌心及肝脏反射区 5 ~ 8 次。

3. 双拇指八字推掌心及大小鱼际。

4. 点压肝脏反射区 8 ~ 10 次。

5. 刮肝脏反射区 8 ~ 10 次。

6. 拇指按揉肝脏及肾反射区 8 ~ 10 次。

7. 拇指按揉脾脏反射区 8 ~ 10 次。

8. 食指关节点压肝脏反射区 8 ~ 10 次。

9. 全掌擦掌心 5 ~ 8 次。

10. 叩肝脏反射区及掌心 5 ~ 8 次。

11. 双手拇指及大鱼际分推手背 8 ~ 10 次，结束。

三、脾反射区

（一）适应症

　　脘腹胀气、吸收不良、口淡、呕吐、作闷、倦怠、虚胖、头痛、头脑不清、湿重、脚肿、便溏、关节酸胀、糖尿病。

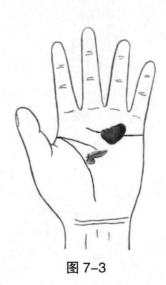

图 7-3

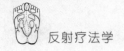

（二）按摩顺序

1. 四指指腹推掌心 5 ~ 8 次。

2. 双拇指推掌心及大小鱼际 5 ~ 8 次。

3. 双拇指八字推掌心及大小鱼际。

4. 点压脾脏反射区 8 ~ 10 次。

5. 刮脾脏反射区 8 ~ 10 次。

6. 拇指按揉脾及胃脏反射区 8 ~ 10 次。

7. 拇指按揉肾脏反射区 8 ~ 10 次。

8. 食指关节点压脾脏反射区 8 ~ 10 次。

9. 全掌擦掌心 5 ~ 8 次。

10. 叩脾脏反射区及掌心 5 ~ 8 次。

11. 双手拇指及大鱼际分推手背 8 ~ 10 次，结束。

四、肺反射区

（一）适应症

怕风、咽干、咳嗽、过敏性鼻炎、皮肤干燥、易过敏、动则气短、胸翳、面色无华。

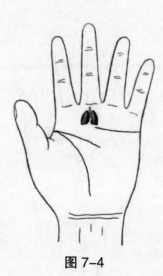

图 7-4

（二）按摩顺序

1. 四指指腹推掌心 5 ～ 8 次。

2. 双拇指推掌心及大小鱼际 5 ～ 8 次。

3. 双拇指八字推掌心及大小鱼际。

4. 点压肺脏反射区 8 ～ 10 次。

5. 刮肺脏反射区 8 ～ 10 次。

6. 拇指按揉肺及大肠反射区 8 ～ 10 次。

7. 拇指按揉脾脏反射区 8 ～ 10 次。

8. 食指关节点压肺脏反射区 8 ～ 10 次。

9. 全掌擦掌心 5 ～ 8 次。

10. 叩肺脏反射区及掌心 5 ～ 8 次。

11. 双手拇指及大鱼际分推手背 8 ～ 10 次，结束。

五、肾反射区

（一）适应症

手足怕冷、口干舌燥、腰膝酸痛、咽喉炎、月经不调、性欲减退、前列腺肥大、足跟痛、尿频、尿少、尿黄。

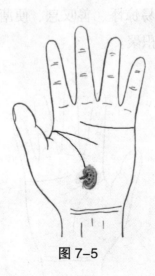

图 7-5

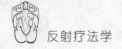
（二）按摩顺序

1. 四指指腹推掌心 5 ~ 8 次。

2. 双拇指推掌心及大小鱼际 5 ~ 8 次。

3. 双拇指八字推掌心及大小鱼际。

4. 点压肾脏反射区 8 ~ 10 次。

5. 刮肾脏反射区 8 ~ 10 次。

6. 拇指按揉肾及膀胱反射区 8 ~ 10 次。

7. 食指关节点压肾脏反射区 8 ~ 10 次。

8. 食指关节点压肝脏反射区 8 ~ 10 次。

9. 全掌擦掌心 5 ~ 8 次。

10. 叩肾脏反射区及掌心 5 ~ 8 次。

11. 双手拇指及大鱼际分推手背 8 ~ 10 次，结束。

第三节　手部六腑反射区异常症候群及按摩

一、胆反射区

（一）适应症

口干、口苦、偏头痛、易惊悸、善叹息、便溏、便秘、皮肤萎黄、消化不良、关节痛、脂肪瘤、疾湿积聚。

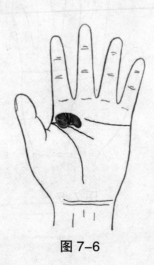

图 7-6

（二）按摩顺序

1. 四指指腹推掌心 5 ~ 8 次。

2. 双拇指推掌心及大小鱼际 5 ~ 8 次。

3. 双拇指八字推掌心及大小鱼际。

4. 点压胆反射区 8 ~ 10 次。

5. 刮胆反射区 8 ~ 10 次。

6. 拇指按揉胆及肝反射区 8 ~ 10 次。

7. 拇指按揉脾及胃反射区 8 ~ 10 次。

8. 食指关节点压胆反射区 8 ~ 10 次。

9. 全掌擦掌心 5 ~ 8 次。

10. 叩胆脏反射区及掌心 5 ~ 8 次。

11. 双手拇指及大鱼际分推手背 8 ~ 10 次，结束。

二、胃反射区

（一）适应症

喉咙痛、胃痛、怕热、消化不良、倦怠、膝关节痛、便秘、唇干舌燥、身体消瘦。

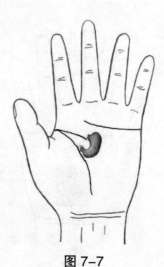

图 7-7

（二）按摩顺序

1. 四指指腹推手心 5 ~ 8 次。
2. 双拇指推手心及大小鱼际 5 ~ 8 次。
3. 双拇指八字推掌心及大小鱼际。
4. 点压胃反射区 8 ~ 10 次。
5. 刮胃脏反射区 8 ~ 10 次。
6. 刮肺及大肠反射区 8 ~ 10 次。
7. 拇指按揉胃及脾反射区 8 ~ 10 次。
8. 拇指按揉肾反射区 8 ~ 10 次。
9. 食指关节点压胃反射区 8 ~ 10 次。
10. 全掌擦掌心 5 ~ 8 次。
11. 叩胃反射区及掌心 5 ~ 8 次。
12. 双手拇指及大鱼际分推掌背 8 ~ 10 次，结束。

三、小肠反射区

（一）适应症

小腹绕脐而痛、心悸心闷、头顶痛、易腹泻、手脚寒冷、吸收不良、虚肥。

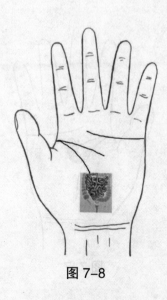

图 7-8

（二）按摩顺序

1. 四指指腹推掌心 5 ～ 8 次。

2. 双拇指推掌心及大小鱼际 5 ～ 8 次。

3. 双拇指八字推掌心及大小鱼际。

4. 点压小肠反射区 8 ～ 10 次。

5. 刮小肠反射区 8 ～ 10 次。

6. 拇指按揉小肠反射区 8 ～ 10 次。

7. 拇指按揉肾反射区 8 ～ 10 次。

8. 食指关节点压小肠反射区 8 ～ 10 次。

9. 全掌擦掌心 5 ～ 8 次。

10. 叩小肠反射区及掌心 5 ～ 8 次。

11. 双手拇指及大鱼际分推手背 8 ～ 10 次，结束。

四、大肠反射区

（一）适应症

牙痛、头痛、口干、皮肤过敏；青筋斑点、肠胃功能减弱；慢性咽炎。

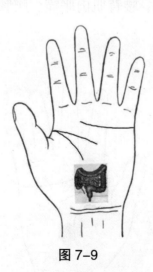

图 7-9

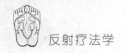

（二）按摩顺序

1. 四指指腹推掌心 5 ~ 8 次。

2. 双拇指推掌心及大小鱼际 5 ~ 8 次。

3. 双拇指八字推掌心及大小鱼际。

4. 点压大肠反射区 8 ~ 10 次。

5. 刮大肠反射区 8 ~ 10 次。

6. 刮肺反射区 8 ~ 10 次。

7. 拇指按揉大肠反射区 8 ~ 10 次。

8. 拇指按揉肝反射区 8 ~ 10 次。

9. 食指关节点压大肠反射区 8 ~ 10 次。

10. 全掌擦掌心 5 ~ 8 次。

11. 叩大肠反射区及掌心 5 ~ 8 次。

12. 双手拇指及大鱼际分推手背 8 ~ 10 次，结束。

五、膀胱反射区

（一）适应症

恶风、怕冷、项颈不适、腰背肌肉胀痛、腰膝酸软、静脉曲张、尿频、尿多、尿黄、前列腺肥大。

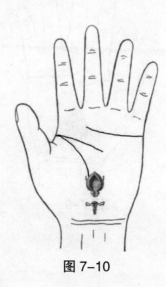

图 7-10

（二）按摩顺序

1. 四指指腹推掌心 5 ~ 8 次。

2. 双拇指推掌心及大小鱼际 5 ~ 8 次。

3. 双拇指八字推掌心及大小鱼际。

4. 点压膀胱反射区 8 ~ 10 次。

5. 刮膀胱及前列腺反射区 8 ~ 10 次。

6. 拇指按揉膀胱及前列腺反射区 8 ~ 10 次。

7. 拇指按揉肾脏反射区 8 ~ 10 次。

8. 食指关节点压膀胱及前列腺反射区 8 ~ 10 次。

9. 全掌擦掌心 5 ~ 8 次。

10. 叩膀胱反射区及掌心 5 ~ 8 次。

11. 双手拇指及大鱼际分推手背 8 ~ 10 次，结束。

六、三焦经不通

（一）适应症

偏头痛、头晕、耳鸣、上热下寒、手足怕冷、倦怠、易怒、皮肤问题、肌肉、关节酸痛无力、食欲不振。

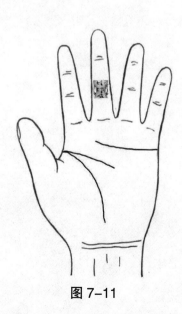

图 7–11

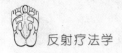

（二）按摩顺序

1. 四指指腹推掌心 5～8 次。

2. 双拇指推掌心及大小鱼际 5～8 次。

3. 双拇指八字推掌心及大小鱼际。

4. 中指关节点压三焦反射区 8～10 次。

5. 食指关节刮三焦反射区 8～10 次。

6. 拇指按揉三焦及心包反射区 8～10 次。

7. 拇指按揉脾脏及肾脏反射区 8～10 次。

8. 食指关节点压三焦及心包反射区 8～10 次。

9. 全掌擦掌心 5～8 次。

10. 叩心脏反射区及掌心 5～8 次。

11. 双手拇指及大鱼际分推手背 8～10 次，结束。

［附 1］心包反射区（属五脏之内）

一、适应症

失眠、多梦、易醒、难入睡、心烦、健忘、胸闷、心悸、口干、神经衰弱。

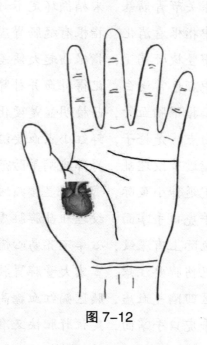

图 7-12

二、按摩顺序

1. 四指指腹推掌心 5 ~ 8 次。

2. 双拇指推掌心及大小鱼际 5 ~ 8 次。

3. 双拇指八字推掌心及大小鱼际。

4. 点压心包反射区 8 ~ 10 次。

5. 刮心包及心反射区 8 ~ 10 次。

6. 拇指按揉心包及心反射区 8 ~ 10 次。

7. 食指关节点压心包及心反射区 8 ~ 10 次。

8. 全掌擦掌心 5 ~ 8 次。

9. 叩心脏反射区及掌心 5 ~ 8 次。

10. 双手拇指及大鱼际分推手背 8 ~ 10 次，结束。

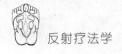
[附2]

手诊歌

手心出汗肺脾虚，指肚泛红血脂高。

手心颜色红青灰，胃部一定有疾患。

五指关节青筋暴，末梢循环定不好。

食中指根看消化，指根有缝肠胃虚。

指甲竖棱肝病变，指根凸起大便差。

指甲颜色常泛白，记得补血并补肾。

食指指甲脑血管，凸棱明显是硬化。

小白点、是栓子，鲜红小点血要溢。

拇指近节纹理乱，胃部疾病早防范。

手腕延伸小鱼际，青筋明显腰痛酸。

左手虎口手掌面，纹理粗乱脾脏虚。

大鱼际上有深纹，心率不齐易心慌。

忧思伤脾要注意，宽宏大量脾胃壮。

心区凹陷气血虚，胰区痛红血糖高。

右手虎口手掌面，定位肝胆快又准。

泥沙颗粒胆结石，柔软鼓起脂肪肝。

视力不好有粗纹，细纹提示筋和腱。

乳腺靠近腕横纹，轻轻触摸要仔细。

若不平滑有包块，腺体增生要治疗。

生殖疾病最难查，男左女右记心上。

男在中指根上找，女在中指根上摸。

女性痛经和血块，中指根上青筋暴。

女性子宫患肌瘤，男性增生前列腺，

都有包块和痛点，尽快治疗莫延缓。

图书在版编目(CIP)数据

反射疗法学 / 成为品主编. —北京：民族出版社，2018.5
医疗保健康复行业实用系列教材
ISBN 978-7-105-15397-8

Ⅰ.①反… Ⅱ.①成… Ⅲ.①反射疗法－教材
Ⅳ.①R244.1

中国版本图书馆CIP数据核字（2018）第124900号

医疗保健康复行业实用系列教材·反射疗法学

责任编辑	李燕妮
封面设计	金晔
出版发行	民族出版社
地　　址	北京市和平里北街14号
邮　　编	100013
网　　址	http://www.mzpub.com
印　　刷	北京艺辉印刷有限公司
经　　销	各地新华书店
版　　次	2018年12月第1版　2018年12月北京第1次印刷
开　　本	787毫米×1092毫米　1/16
字　　数	280千字
印　　张	16
定　　价	42.00元
书　　号	ISBN 978-7-105-15397-8/R·535（汉80）

该书若有印装质量问题，请与本社发行部联系退换。
编辑室电话：010-64228001　　发行部电话：010-64224782